T0210064

essentials

essentials liefern aktuelles Wissen in konzentrierter Form. Die Essenz dessen, worauf es als „State-of-the-Art" in der gegenwärtigen Fachdiskussion oder in der Praxis ankommt. *essentials* informieren schnell, unkompliziert und verständlich

- als Einführung in ein aktuelles Thema aus Ihrem Fachgebiet
- als Einstieg in ein für Sie noch unbekanntes Themenfeld
- als Einblick, um zum Thema mitreden zu können

Die Bücher in elektronischer und gedruckter Form bringen das Fachwissen von Springerautor:innen kompakt zur Darstellung. Sie sind besonders für die Nutzung als eBook auf Tablet-PCs, eBook-Readern und Smartphones geeignet. *essentials* sind Wissensbausteine aus den Wirtschafts-, Sozial- und Geisteswissenschaften, aus Technik und Naturwissenschaften sowie aus Medizin, Psychologie und Gesundheitsberufen. Von renommierten Autor:innen aller Springer-Verlagsmarken.

Weitere Bände in der Reihe https://link.springer.com/bookseries/13088

Petra Jansen

Das neue ABC des Studiums

Ein etwas anderer Ratgeber für Studierende

Unter der Mitarbeit von Sabine Hoja und Ronja Rundberg

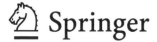 Springer

Petra Jansen
Kallmünz, Deutschland

ISSN 2197-6708   ISSN 2197-6716   (electronic)
essentials
ISBN 978-3-658-34941-7   ISBN 978-3-658-34942-4   (eBook)
https://doi.org/10.1007/978-3-658-34942-4

Die Deutsche Nationalbibliothek verzeichnet diese Publikation in der Deutschen Nationalbibliografie; detaillierte bibliografische Daten sind im Internet über http://dnb.d-nb.de abrufbar.

Planung/Lektorat: Heiko Sawczuk
Springer ist ein Imprint der eingetragenen Gesellschaft Springer Fachmedien Wiesbaden GmbH und ist ein Teil von Springer Nature.
Die Anschrift der Gesellschaft ist: Abraham-Lincoln-Str. 46, 65189 Wiesbaden, Germany

Was Sie in diesem *essential* finden können

- Anregungen, das Studium als Möglichkeit der persönlichen Entwicklung zu sehen
- Beispiele dafür, dass Erfolg im Studium von vielen Dingen abhängig ist
- Impulse, über den Tellerrand zu schauen
- Navigationshilfen, wertebasiert zu handeln
- Literaturtipps, die den Horizont erweitern

Das neue ABC des Studiums

Studium – Eine neue Zeit der Eigenständigkeit beginnt! Für viele junge Menschen der erste Schritt aus dem Elternhaus, der Sprung in etwas Unbekanntes:

- Mitstudierende, die woanders herkommen, mit einem anderen Hintergrund,
- Inhalte, die in der Schule nicht gelehrt wurden,
- unbekannte Dozierende, die alle das Maximum an Leistung verlangen,
- eine andere Umgebung, meist eine neue Stadt,
- und vielleicht eine neue Liebe.

Altbekanntes wird aufgegeben, Unbekanntes kommt hinzu, eine Zeit der Veränderung. Und hat man sich erst einmal eingewöhnt, verliert man sich manchmal im Dschungel des neuen Wissens oder im Streben nach Creditpoints und dem Bemühen um die Digitalisierung, der Sehnsucht nach Exzellenz und vielleicht der Angst, keinen geeigneten Arbeitsplatz mit dem angestrebten Abschluss zu finden. Irgendwann ist das Neue bekannt. Doch welcher Kompass hilft, durch die Veränderungen und Ansprüche zu navigieren?

Du findest in diesem Studienratgeber Anregungen – zum Innehalten und zum Nachdenken. Manche mögen dich berühren, dich zur Reflexion anregen, und dich inspirieren. Das neue ABC des Studiums kann dir helfen, gelassen und dankbar auf den Wellen des Studiums zu surfen und den Blick für das Wesentliche nicht zu verlieren.

Wie dieses Buch zu lesen ist!

Dieses Buch soll nicht von vorne bis hinten gelesen werden, sondern eher als ein Impulsgeber gesehen werden. Vielleicht spricht dich ein Thema an einem Tag besonders an? Dann lies etwas darüber und lass ruhig ein wenig Zeit vergehen. Vielleicht kommen dir nach ein oder zwei Tagen Anregungen in den Sinn, die für dich nützlich sind und dir auch im Studienalltag in irgendeiner Art und Weise helfen. Möglicherweise magst du deine Erkenntnisse auch in einem Tagebuch notieren.

für Lore

Danksagung

Unser Dank gilt Maria Kleber, Christiane Portele, Antonia Voll und Annica Winkelmair für die sorgsame Durchsicht des Manuskriptes.

Uns ist es wichtig zu betonen, dass die Zitate immer einer Person zugeschrieben wurden, sie sich jedoch nicht immer zu 100 % zurückverfolgen lassen.

Wir verwenden manchmal die männliche, manchmal die weibliche Anrede, um einen Beitrag zur achtsamen Gendergerechtigkeit zu leisten.

Inhaltsverzeichnis

Achtsamkeit

Achtsamkeit wird vom Zukunftsforscher Max Horz als ein Megatrend bezeichnet. Aus dem Buddhismus abgeleitet versteht man nach einer Definition von Jon Kabat-Zinn [1] darunter, den Moment ganz so zu erleben, wie er ist, ohne ihn zu bewerten. Wie oft sitzt du in einem Seminar, deine Gedanken schwirren davon und sind nicht wirklich bei dem Referierenden? Zu viel, was noch erledigt werden muss, an was du denken musst, zu langweilig die monotone Stimme der Referierenden, zu groß die Vorfreude auf das Sporttraining am Abend. Doch kannst du dir ganz sicher sein, dass das Training am Abend stattfindet? Lohnt es sich, es gedanklich zu planen? Vielleicht sagt deine Tennispartnerin ab. Das Einzige, was sicher ist, ist der jetzige Moment.

Aber wie gelingt es dir, ganz im gegenwärtigen Moment zu sein und den *„monkey mind"* für einen Moment abzuschalten? Wie kann man Achtsamkeit lernen? Zahlreiche wissenschaftliche Studien belegen die Effektivität von langjähriger Meditation, die Fähigkeit zu schulen, sich z. B. auf den Atem zu konzentrieren, eine Form der *focused-attention* Meditation oder in die Weite und Leere einzutauchen, eine Form der *open-monitoring* Meditation [2]. Driften deine Gedanken ab, kannst du z. B. immer zu deinem Atem zurückkehren, er kann dein Anker für den gegenwärtigen Moment sein, ohne ihn gäbe es diesen Moment nicht. In der Meditation kannst du nicht nur die Gegenwart erfahren, sondern auch den Moment des Nicht-Bewertens praktizieren – Gedanken ziehen auf, lass sie ziehen, ohne sie zu bewerten – nimm sie wahr – *Aha* das denke ich gerade. Ohne Bewertung, ein Gedanke ist ein Gedanke.

Warum ist Achtsamkeit überhaupt wichtig für dein Studium? Die Antwort klingt banal: Wenn viele Gedanken in deinem Kopf herumschwirren, ist deine Aufmerksamkeit nicht bei dem, was gelehrt wird. Du bist nur halb bei der Sache und bekommst somit auch nur die Hälfte mit. Das klingt einfach. Schwieriger ist es mit dem Teil der Achtsamkeit, der sich auf das Nicht-Bewerten bezieht.

P. Jansen, *Das neue ABC des Studiums*, essentials, https://doi.org/10.1007/978-3-658-34942-4_1

Bewertung ist ein Teil des Studiums. Deine eigenen Leistungen werden bewertet – ohne dies geht es ja nicht. Aber auch du selbst bewertetest viel, wie z. B. die Gestaltung der Vorlesung. Manchmal schwingt bei der Bewertung aber ein negativer Unterton mit. Vielleicht gelingt es dir, dir deiner Bewertungen bewusst zu werden und zu sehen, dass sie aus deiner eigenen Sichtweise entspringt. Was du vielleicht im Lernstoff langweilig findest, ist für deinen Kommilitonen sehr spannend.

Hat denn Achtsamkeit auch einen Einfluss auf deinen Lernerfolg? Sicherlich fehlt es hier noch an einigen Studien. In einer Studie jedoch konnte gezeigt werden, dass die Erstsemester, die an einer über mehrere Wochen dauernden Achtsamkeitsintervention teilnahmen, zwar kurzfristig, aber nicht langfristig ihre Leistung steigern konnten, gegenüber einer Gruppe, die diese Achtsamkeitsintervention nicht erhielt [3].

Doch Meditation ist nur eine Form der Praxis. Vielleicht erfährst du Achtsamkeit auch in der Natur, beim Musizieren oder bei einer schwierigen Programmieraufgabe. Letztendlich geht es darum, dass du gerade da bist, wo du bist!

Ein buddhistischer Meister wurde einmal gefragt, warum er trotz seiner vielen Beschäftigungen immer so glücklich sein könne.
Er sagte: „Wenn ich stehe, dann stehe ich, wenn ich gehe, dann gehe ich, wenn ich sitze, dann sitze ich, wenn ich esse, dann esse ich, wenn ich liebe, dann liebe ich …“
Dann fielen ihm die Fragesteller ins Wort und sagten: „Das tun wir auch, aber was machst Du darüber hinaus?“
Er sagte wiederum: „Wenn ich stehe, dann stehe ich, wenn ich gehe, dann gehe ich, wenn ich sitze, dann sitze ich, wenn ich esse, dann esse ich, wenn ich liebe, dann liebe ich …“
Wieder sagten die Leute: „Aber das tun wir doch auch!“
Er aber sagte zu ihnen: „Nein – wenn ihr sitzt, dann steht ihr schon, wenn ihr steht, dann lauft ihr schon, wenn ihr lauft, dann seid ihr schon am Ziel.“

(https://www.achtsamerleben.de/achtsamkeit/)

▷ **Reflexion/Übung/Praxis-Tipp**

- Wann warst du in der letzten Woche ganz im gegenwärtigen Moment?
- Wann sind deine Gedanken kaum abgedriftet?
- Wann ist es dir gelungen, das, was die andere sagt, so anzunehmen wie es ist, ohne es zu werten?

- Wann hast du achtsam kommuniziert – dem anderen im Seminar zugehört, bis er zu Ende gesprochen hat und selbst nicht-wertende Worte gewählt?

Literaturtipp

Thich Nhat Hanh. (2015). *Stille, die aus dem Herzen kommt. Innere Ruhe finden in einer lauten Welt.* Lotos.

Begeisterung

Hast du dich schon einmal gefragt, was einen guten Dozenten oder eine gute Dozentin für dich ausmacht? Wer vermittelt dir den Inhalt des Kurses am anschaulichsten oder am interessantesten? Wer kann dich für das Thema am besten begeistern? Sicherlich gibt es nicht nur eine Eigenschaft, die in diesem Zusammenhang wichtig ist – Aber etwas, was wirklich gut ankommt, das ist Begeisterung oder im Englischen *„enthusiasm"*. *Enthusiasmus* – ein Zustand außergewöhnlicher freudiger Erregung, der uns inspiriert und Tatkraft gibt. Die Begeisterung der Lehrerin für das Fach, das sie unterrichtet, hängt positiv mit der Leistung der Schülerinnen zusammen [4]. Der Enthusiasmus des Lehrenden schwappt sozusagen über – Begeisterung steckt an. Kommt dir das bekannt vor?

Vielleicht merkst du aber auch, dass nicht nur die Begeisterung der Lehrkraft, sondern auch deine eigene Begeisterung sich positiv auf das Lernen auswirkt. Die *Broaden-Build* Theorie der positiven Emotionen [5] kann dies erklären: Positive Emotionen, wie z. B. große Freude, können das Denken und auch die Handlungen verändern. Dein Geist wird geweitet und empfänglicher für andere Möglichkeiten. Dadurch entwickeln sich nach einiger Zeit auch andere Fähigkeiten. Vielleicht fallen dir z. B. für das Lernen andere Lernstrategien ein. Oder dir gelingt es viel leichter, Themen miteinander zu verbinden oder Dinge in einem größeren Zusammenhang zu sehen, wenn du dich für etwas sehr begeisterst.

Begeisterung hat immer eine sehr lebhafte und aktive Komponente, Enthusiasmus ist etwas Sprudelndes. Erlebst du vielleicht auch so eine andere Art der Begeisterung, die sehr ruhig ist, ein wenig fließend? Dann erlebst du den „Flow"-Zustand [6] – du tauchst ein in ein völliges Vergessen und gehst in der Sache so richtig auf. Du vergisst alles um dich herum. Dieser „Flow"-Zustand lässt sich jedoch nicht durchgängig erleben, sondern eben besonders dann, wenn man etwas sehr gut kann und wenn die Anforderung auch groß genug ist. Ist die Anforderung nämlich (zu) gering, dann spürst du oftmals nur Langeweile.

© Der/die Autor(en), exklusiv lizenziert durch Springer Fachmedien Wiesbaden GmbH, ein Teil von Springer Nature 2022
P. Jansen, *Das neue ABC des Studiums*, essentials,
https://doi.org/10.1007/978-3-658-34942-4_2

Aber egal, ob Begeisterung oder „Flow"-Zustand – beides lässt sich nicht erzwingen. Und beides ist natürlich ganz individuell. Das Seminar, das dich begeistert, langweilt vielleicht deine Freundin oder umgekehrt. Und daraus ergibt sich die eigentlich wichtige Frage: Was begeistert dich? Wo blühst du auf? Wo spürst du eine richtige Freude? Hast du dir darüber schon einmal Gedanken gemacht?

Vielleicht denkst du jetzt, schön und gut, aber was mache ich mit den Pflichtveranstaltungen, die keine Begeisterung und keinen „Flow" hervorrufen, die ich aber belegen und absolvieren muss? Wie gesagt, man kann positive Gefühle nicht erzwingen. Am Anfang bleibt nur, die Langeweile wahr- und anzunehmen. Und wenn du dich nicht dagegen sträubst, merkst du vielleicht, dass sie gar nicht mehr so unangenehm ist. Vielleicht siehst du dann auch andere Möglichkeiten – wie z. B. das Anschauen von Videos oder das Hören eines Podcasts. Beides mag dir helfen, dich für das Thema zu begeistern.

Nichts Großes ist je ohne Begeisterung geschaffen worden.
(Ralph Waldo Emerson)

⯈ Reflexion/Übung/Praxis-Tipp

- Wenn du dich mit Mitstudierenden triffst, besprecht doch einmal ganz bewusst, was ihr am liebsten macht! Vielleicht entdeckst du ganz neue Möglichkeiten.
- Nimm dir diese Woche jeden Abend fünf Minuten Zeit und schreibe auf, was dich am zurückliegenden Tag begeistert hat.
- Kennst du das Gefühl des „Flows" – Wann erlebst du es und wie fühlt es sich an?

Literaturtipp

Fredrickson, B. L. (2011). *Die Macht der guten Gefühle.* Campus.

Courage

Courage? Mut, Beherztheit – fragst du dich, wieso das im Studium wichtig ist? Klar, du brauchst Mut um, wie es schon Aristoteles [7] formulierte, mit Situationen umgehen zu können, die eine hohe Anforderung haben und Angst auslösen. Mut bedeutet zu handeln, auch wenn die Situation bedrohlich ist.

Mut ist aber nicht nur in bedrohlichen Situationen notwendig, sondern auch dann, wenn man sich einfach nur aus einer ruhigen Situation herausbegeben will, weil das Alte zu eingefahren ist, oder einfach um einmal die Perspektive zu wechseln.

Nicht selten triffst du im Studium auf Situationen, die Angst auslösen – das erste Referat, die erste Klausur, die erste Projektarbeit mit Kommilitonen, die du vielleicht noch gar nicht so gut kennst. Mut im akademischen Kontext wird als „durch Beharrlichkeit in angstauslösenden akademischen Schwierigkeiten zu bestehen" verstanden [8] – nicht vor einer Schwierigkeit weglaufen, sondern sie annehmen. Vielleicht einfach „Augen zu und durch"?

Mut im Studium kann bedeuten, Dinge infrage zu stellen, auch das Studium oder die Inhalte. Es bedarf Mut, der Dozierenden eine in deinen Augen „dumme" oder auch kritische Frage zu stellen. Vielleicht hast du Angst aufzufallen? Doch was kann dir passieren – insbesondere dann, wenn du es mit Wertschätzung formulierst? Mit Mut und Beherztheit kannst du diese Angst überwinden. Und noch etwas – es braucht auch Mut für Veränderung. Vielleicht fällt es dir schwer, dir einzugestehen, dass das gewählte Studium oder Fach nicht das Richtige für dich ist – Habe Mut! Steve Jobs hat dies treffend beschrieben:

> *„Deine Zeit ist begrenzt, darum verschwende sie nicht damit, das Leben anderer zu leben. Lass dich nicht von alten Glaubenssätzen gefangen halten – denn das bedeutet nach den Denkweisen und Ideen anderer zu leben. Lass deine innere Stimme nicht vom Krach, den die anderen machen, ersticken. Und am aller wichtigsten: Hab den **Mut**,*

© Der/die Autor(en), exklusiv lizenziert durch Springer Fachmedien Wiesbaden GmbH, ein Teil von Springer Nature 2022
P. Jansen, *Das neue ABC des Studiums*, essentials,
https://doi.org/10.1007/978-3-658-34942-4_3

deinem Herzen und deiner Intuition zu folgen. Die wissen genau, was wirklich richtig für dich ist. Alles andere ist zweitrangig."
(Steve Jobs)

⫸   Reflexion/Übung/Praxis-Tipp

- Habe die Courage, dich unabhängig(er) und frei(er) zu machen von der Meinung, den Gedanken oder den Erwartungen anderer Menschen. Man kann es ohnehin nie allen recht machen. Das wichtigste ist jedoch, dass man sich selbst treu bleibt.
- Habe die Courage, Schwellen oder Grenzen zu überwinden und Ängste zu besiegen. Wenn man sich immer nur in seiner eigenen „Komfortzone" bewegt, entgehen einem sehr schöne, auch lehrreiche Erfahrungen und Erlebnisse, die man nachher nicht missen möchte. Persönliche Entwicklungsschübe finden oft dann statt, wenn man über „den eigenen Tellerrand" hinausschaut.
- Habe die Courage, dir Unterstützung zu holen bei Problemen, die du vielleicht alleine nicht lösen kannst. Es ist nicht schlimm, wenn man sich Schwächen eingesteht und um Hilfe bittet.
- Erinnerst du dich an Mutproben in der Kindheit? Welche hast du unternommen und welches Gefühl ist anschließend in dir aufgetaucht?
- Denke an eine Situation, in der du etwas erlebt hast oder einen Erfolg hattest, den du eventuell ohne Courage nicht gehabt hättest.

Literaturtipp

Goldberg, S. (2019). *National geographic: Frauen. Vom Mut, die Welt zu verändern.* NG Buchverlag.

Dankbarkeit

Bist du dir der guten Dinge, die in deinem Leben geschehen, bewusst? Dann spürst du Dankbarkeit – vielleicht für deine Gesundheit, deine Familie und deine Freunde, deinen Erfolg im Sport oder dafür, dass du diesen Studienplatz bekommen hast. Möglicherweise breitet sich ein warmes Gefühl in dir aus, wenn du an all die gelungenen Dinge in deinem Leben denkst – Dankbarkeit wirkt wie Detox. Manchmal gibt es aber auch Hindernisse auf dem Weg zur Dankbarkeit – dann, wenn du dich mit anderen vergleichst, wenn du zu sehr an die Vergangenheit denkst („Was ist doch im letzten Monat alles schiefgelaufen") oder wenn dein Blick nur in die Zukunft gerichtet ist („Wenn ich das und das habe, dann …") und du nicht im jetzigen Moment verweilst.

Das Erleben der Dankbarkeit lässt sich im Gehirn nachweisen [9] und trägt zum eigenen Wohlbefinden bei [10]. Sicherlich, man kann Dankbarkeit nicht erzwingen, aber vielleicht kann man versuchen, die Perspektive zu wechseln. Von einer Fokussierung auf das, was alles nicht klappt, hin zu dem, was schon ganz gut gelingt. Ein Perspektivenwechsel ist manchmal so heilsam. Das Glas kann halb leer, aber es kann auch halb voll sein – der Inhalt ist derselbe, das Einzige, was sich verändert, ist unsere Sichtweise auf das Glas.

Dankbarkeit ist auch im Lernkontext wichtig, denn eine wissenschaftliche Studie konnte zeigen, dass Dankbarkeit bei Studierenden auf den Philippinen mit einer größeren Motivation, einem höheren Engagement im Studium und mit einer höheren Leistung verbunden ist [11].

Hast du dir vielleicht schon einmal über einen möglichen Zusammenhang zwischen Dankbarkeit und dem Erfolg im Studium Gedanken gemacht oder kommt dir das ein wenig merkwürdig vor? Vielleicht auf den ersten Blick? Aber – Dankbarkeit ist eine positive Emotion und wir wissen heute, dass uns Lernen in einer

P. Jansen, *Das neue ABC des Studiums*, essentials, https://doi.org/10.1007/978-3-658-34942-4_4

positiven Stimmung leichter fällt. Das kann man sich gut vorstellen. Wer kennt nicht das Gefühl, dass es schwer ist, sich zu konzentrieren, wenn man traurig oder enttäuscht ist. Dankbarkeit kann bei den ganz kleinen Dingen anfangen. Man muss ja nicht direkt dankbar sein, dass man das beste WG-Zimmer in ganz Berlin gefunden hat, sondern man kann eben auch für kleinere Dinge dankbar sein, wie z. B., dass man heute auf dem Campus durch die Sonne laufen konnte.

Lass dich zur Sicht des halb vollen Glases einladen: Für was bist du im Studium dankbar? Gibt es etwas, was dir direkt spontan einfällt?

Nicht die Glücklichen sind dankbar. Es sind die Dankbaren, die glücklich sind.
(Francis Bacon)

▶   Reflexion/Übung/Praxis-Tipp

- Stelle dir abends beim Zu-Bett-Gehen folgende Frage: Was war das Schönste, das dir am heutigen Tag widerfahren ist?
- Stelle dir morgens beim Aufstehen die folgende Frage: Wofür kannst du heute dankbar sein? Was erwartet dich Schönes an diesem Tag?
- Versetze dich in entsprechende Momente zurück, in denen du sehr dankbar warst. Spüre, wie die Erinnerung ein wohliges, warmes Gefühl in dir auslöst und sage leise „Danke".
- Vielleicht magst du z. B. an deinem Kühlschrank Bilder von für dich wertvollen Menschen oder Situationen heften. So ist das, wofür du dankbar sein kannst, immer vor deinem Auge.

Literaturtipp

Emmons, R. (2008). *Thanks! How practicing gratitude can make you happier.* Mariner Book.

Empathie

Empathie – ein Wort, welches man oft hört und eine Fähigkeit, die irgendwie wünschenswert ist. Aber was bedeutet Empathie überhaupt? – Zum einen, dass man die Gefühle der anderen Person versteht (kognitive Empathie), zum anderen, dass man sie nachempfindet (affektive Empathie), ohne sich in die Gefühle des anderen zu verstricken [12].

Es hat sich gezeigt, dass die Empathiefähigkeit mit den sogenannten Exekutiven Funktionen zusammenhängt [13], d. h. der kurzfristigen Speicherung von Information (Arbeitsgedächtnis), der Fähigkeit auf Relevantes zu reagieren und Irrelevantes zu ignorieren (Inhibition) und kognitiv flexibel zu sein. Und das sind relevante geistige Fähigkeiten, die man im Studium gut gebrauchen kann. Ist dir aufgefallen, wie wichtig es ist, dass man das, was bedeutsam ist, schnell herausfiltern kann und sich das Unwichtige gar nicht erst merkt? Es ist interessant, dass gerade die kognitive Empathie mit der Inhibitionsfähigkeit zusammenhängt, auch wenn ein Zusammenhang natürlich noch nichts über Ursache und Wirkung aussagt.

Ob Empathie erlernbar ist? Oder angeboren? Schwer zu sagen – es gibt Theorien für das eine und das andere. Zumindest können wir aber lernen, unsere Wahrnehmung zu schulen: hinzuhören, wenn andere etwas sagen; hinzuschauen, wenn sich das Gesicht eines anderen Menschen verzieht und spüren, wenn sich eine unsichtbare Spannung aufbaut.

Aber ganz abgesehen davon, ob Empathie für das Lernen relevant ist, ist es in der Zeit des schnelllebigen Wandels, des Digitalisierungs-Hypes und der immer enger zusammenrückenden Welt wichtig, sich auf wesentliche Werte wie z. B. die Empathie rückzubesinnen. Empathie im Studium ist also für das Zwischenmenschliche besonders wichtig:

Sitzt du manchmal im Seminar und kannst dich gar nicht richtig konzentrieren, weil du spürst, dass mit deinem Nachbarn in der Reihe etwas nicht stimmt? Er

P. Jansen, *Das neue ABC des Studiums*, essentials, https://doi.org/10.1007/978-3-658-34942-4_5

wirkt so traurig, so abwesend. Irgendwie kannst du gar nicht anders, als dir mehr Gedanken um ihn zu machen als um das, was die Dozentin gerade lehrt. Vielleicht bist du besonders empathisch? Und – ist das nicht etwas Gutes, empathisch zu sein? Ist das nicht ein sogenannter Soft Skill, den man auch braucht, um im Beruf erfolgreich zu sein? Immer wieder hast du davon gehört. Kann dir deine Empathiefähigkeit auch im Studium helfen? Und vielleicht ist gerade das Studium eine wertvolle Zeit, die Empathiefähigkeit auszubauen und weiterzuentwickeln, denn davon wirst du nach dem Studium nur weiter profitieren.

Empathisch zu sein, bedeutet, die Welt durch die Augen der anderen zu sehen, und nicht nur unsere Welt in ihren Augen.
(Carl R. Rogers)

≫   Reflexion/Übung/Praxis-Tipp

- Sieh dir das folgende kurze Video an, in dem Barack Obama über „empathy deficit" spricht: https://www.youtube.com/watch?v=4md_A059JRc
- Beobachte einmal die Menschen in deiner Umwelt genau; siehst du jemanden, der besonders empathisch ist? Jemanden, der die anderen Menschen sehr gut verstehen kann?
- Beobachte dich einmal selbst an einem Tag. Erkennst du, wann es dir gelingt, einfühlsam zu sein, und wann es dir schwerfällt? Vielleicht, weil du einfach zu viel zu tun hast?

Literaturtipp

Bauer, J. (2020). *Fühlen, was die Welt fühlt.* Karl Blessing Verlag.

Fehler

Ärgerst du dich über deine Fehler, die du in der letzten Klausur gemacht hast oder vielleicht auch darüber, dass du bezüglich der Fächerwahl eine falsche Entscheidung getroffen hast? Oder hast du einen Fehler schon zweimal gemacht und du denkst – Ohje, das kann ja nicht sein, lerne ich es denn nie? Tatsächlich ist es so, dass wir oft vergessen, dass es menschlich ist, Fehler zu machen. Wir denken bisweilen, dass wir perfekt sein müssen. Vielleicht liegt es auch daran, dass es für alles irgendwelche Coaching-Programme gibt. Ist dir das schon einmal aufgefallen? Coaching zur Klarheit, Balance, Lebensfreude, Persönlichkeitsentwicklung, Stressreduzierung, zum Abnehmen, Mut-Coaching für Gründerinnen, High-Performance Coaching, die Liste könnte seitenweise fortgeführt werden... Selbstoptimierung scheint ein wichtiges Ziel zu sein.

Und wenn du das erkannt hast, hast du dich schon einmal gefragt, ob dieser Optimierungswahn eigentlich zu dir passt und ob es das ist, was du willst? Willst du immer besser, dünner, klarer, schlauer etc. werden? Vielleicht ja – dann ist es wichtig, dass du die Fehler kennst, die dich am Erreichen des Ziels hindern. Denn auch, wenn wir im privaten Bereich oft versuchen, Fehler zu vermeiden, haben viele Wirtschaftsunternehmen schon eine positive Fehlerkultur, d. h. sie gehen mit ihren Fehlern offen um und thematisieren sie. Ein Beispiel ist die Luftfahrt. Hier werden Fehler angesprochen und analysiert, damit sie beim nächsten Mal vermieden werden können [14].

Fehler können uns also zum Nachdenken und Umkehren auffordern. Sie sind ein Hindernis auf unserem sonst vielleicht geradlinigen Weg zum Erfolg, aber sie geben uns auch die Chance, innezuhalten und bringen uns sogar schneller weiter als ein dauernder Erfolg. Aber Vorsicht – absichtlich Fehler zu machen, um den Weg zum Erfolg abzukürzen, das bietet sich nicht an. Es konnte nachgewiesen werden, dass man bei unterschiedlichen Aufgabenstellungen (linguistisch,

P. Jansen, *Das neue ABC des Studiums*, essentials, https://doi.org/10.1007/978-3-658-34942-4_6

sozial oder berufsbezogen) dann besser lernt, wenn man ein positives Feedback bekommt und nicht auf die Fehler aufmerksam gemacht wird [15].

Man muss also unterscheiden, ob man Fehler bewusst zum Lernen einsetzen will, was sich wissenschaftlich gesehen nicht wirklich lohnt, oder ob man Fehler einfach als das nimmt, was sie sind – ein Bestandteil unseres Lebens. Daraus ergibt sich zwangsläufig, dass du auch keine Angst vor Fehlern haben musst.

Vielmehr als Fehler zu leugnen oder zu verdrängen, sollten wir versuchen, sie wahr- und anzunehmen und zu reflektieren. Denn, wenn wir nicht gegen sie ankämpfen, kämpfen wir letztendlich auch nicht gegen uns selbst an, sondern akzeptieren unser Menschsein. Und wenn wir das können und authentisch und transparent darin sind, dann können wir auch die Fehler der anderen wahr- und annehmen. Wir lernen, das Unwillkommene willkommen zu heißen – eine wesentliche Fähigkeit, um in den Wellen des Studiums nicht unterzugehen.

> *Es gibt nur einen Weg, um Fehler zu vermeiden. Keine Ideen mehr zu haben.*
> (Albert Einstein)

☞ Reflexion/Übung/Praxis-Tipp

- Entschuldige dich. Vielleicht fällt es dir schwer. Aber du wirst sehen, dass die andere das sehr schätzt. Du verdienst dir Respekt, wenn du Verantwortung für deine Fehler übernimmst.
- Lerne aus Fehlern. Mache dich nicht selbst schlecht und verfalle auch nicht in übertriebene Selbstzweifel. Überlege stattdessen, was du aus dem Missgeschick lernen kannst. Wie kannst du einen solchen Fehler in einer ähnlichen Situation vermeiden?
- Hilf anderen, wenn sie einen Fehler gemacht haben. Schau nicht abwertend auf jemanden herab, sondern sprich der Person Mut zu und arbeite mit ihr gemeinsam an Lösungen – denn du weißt, Fehler gehören zum Leben dazu.

Literaturtipp

Chödrön, P. (2020). *Fail, fail again, fail better. Wise advice for leaning into the unknown.* Sounds True.

Gleichmut

Der Duden beschreibt Gleichmut als einen ruhigen, leidenschaftslosen Gemüts-zustand [16]. Im Buddhismus gehört Gleichmut neben Liebe, Mitgefühl und Mit-Freude zu den vier zu kultivierenden Geisteshaltungen. Gleichmut hilft uns, unsere Emotionen zu regulieren, weil eine „automatische Affekt Verarbeitung" oder die „automatische ablaufende Bewertung" reduziert wird. Wir springen nicht direkt auf jeden Reiz emotional an [17]. Gleichmut ist deswegen etwas anderes als Achtsamkeit, die als Akzeptanz und Präsenz im Moment definiert ist. Es ist ein eher ganzheitlicher und überdauernder Zustand des inneren Friedens.

Wie zeigt sich denn Gleichmut ganz konkret? Wie erreicht man diesen Zustand inneren Friedens? – Es ist ein Zustand, in dem du frei von Erwartungen bist, in dem du die Dinge so nimmst, wie sie geschehen, ohne zu hadern und Pro-bleme eher als Chancen siehst. Die große Ruhe, die du spürst, ermöglicht es dir, ehrlicher und authentischer, einfach mehr du selbst zu sein. Eine große Meditati-onserfahrung oder eine langjährige Erfahrung in einer Mind–Body Praxis (Yoga, Tai-Chi) können dir helfen, diesen Gleichmut zu erlangen [18].

Gleichmut bedeutet aber nicht Gleichgültigkeit. Bist du gleich*gültig,* interes-siert dich die Welt nicht. Es ist dir egal, was „draußen" geschieht, irgendwie fühlst du dich vielleicht ein wenig abgestumpft. Bist du gleich*mütig,* dann nimmst du die Realität aber wahr, du bist dich ihrer bewusst und durchschaust sie. Du weißt dann auch, dass du nichts wirklich kontrollieren kannst und dass Dinge gesche-hen, die du so nicht vorhersehen konntest. Du weißt, dass dein Leben von etwas Größerem getragen wird und eine natürliche Balance hat, auch wenn du sie auf Anhieb nicht sehen kannst.

Wie sieht es bei dir aus? Fühlst du dich manchmal sehr unruhig und von äußeren Dingen stark abhängig? Lässt sich deine eben noch gute Stimmung

P. Jansen, *Das neue ABC des Studiums*, essentials, https://doi.org/10.1007/978-3-658-34942-4_7

schnell beeinflussen – durch das schlechte Wetter, den Lärm oder das Verhalten deiner Kommilitonen? Sehnst du dich nach mehr Gelassenheit und innerem Frieden – eben nach Gleichmut?

Hilft Gleichmut denn nun besser durch das Studium zu kommen? Wissenschaftliche Studien dazu fehlen noch – aber vorstellbar ist es. Wie würde es sich anfühlen, wenn du bei einer vermasselten Klausur nicht tagelang traurig bist, sondern das als gegeben hinnimmst und es als Chance siehst, dich zu verbessern? Wenn du die Verlängerung des Studiums um ein Semester nicht als Versagen siehst, sonders als Glück, noch ein wenig das Uni-Leben genießen zu können? Wenn du das „Pech" keinen Platz in dem bestimmten Seminar bekommen zu haben, als „Glück" auffasst, ein anderes Seminar wählen zu können? Gleichmut bedeutet auch, Pläne zu haben und nicht zu verzweifeln, wenn sie sich ändern.

Gott, gib mir die Gelassenheit, Dinge hinzunehmen, die ich nicht ändern kann, den Mut, Dinge zu ändern, die ich ändern kann, und die Weisheit, das eine vom anderen zu unterscheiden.
(Reinhold Niebuhr)

>> Reflexion/Übung/Praxis-Tipp

- Wenn du das nächste Mal in eine Situation kommst, in der du direkt wütend reagieren möchtest: Nimm einen tiefen Atemzug! Spürst du vielleicht, wie deine Wut ein wenig verpufft?
- Es gibt Situationen, in denen Gelassenheit und Gleichmut besonders hilfreich sind. Beispielsweise Situationen, in denen jemand unruhig wird oder die nervös machen. Beobachte dich selbst einmal in der kommenden Woche in solchen Situationen und schätze auf einer Skala von 1 (sehr wenig) bis 10 (sehr stark) die Ausprägung deines Gleichmuts ein.
- Schreibe am Ende der Woche die Situationen auf, die zu einer großen oder geringen Gelassenheit führten.

Literaturtipp

Bush, A. D. (2017). *Das kleine Buch der Ruhe und Gelassenheit.* Heyne-Verlag.

Hoffnung

Hoffnung ist eine innere Ausrichtung, die voller Zuversicht ist, dass etwas eintritt, was man sich wünscht. Hast du dir schon einmal Gedanken über die Bedeutung der Hoffnung gemacht? Hoffnung kann positive Energien freisetzen und genauso kann Hoffnungslosigkeit dazu führen, dass die ganze Energie versagt.

Kennst du die Geschichte von dem Mann, der versehentlich in ein Kühlhaus über Nacht eingeschlossen wurde? Er wusste, dass niemand mehr über Nacht kommen würde und er sterben wird. So schrieb er an seine Familie einen Abschiedsbrief. Am nächsten Tag wurde er tot aufgefunden, jedoch konnte sich dies niemand erklären – denn über Nacht war die Kühlanlage ausgefallen. Ob seine Hoffnungslosigkeit letztendlich zu seinem Tod geführt hat?

Hoffnung ist also wichtig, sogar und vor allem für den Erfolg im Studium. Hoffnung, aufgefasst als ein stabiles Merkmal einer Person, sagt die akademische Leistung besser vorher als Intelligenz, Persönlichkeit oder frühere akademische Leistungen [19]. Vielleicht fragst du dich, wie es sein kann, dass es für die akademische Leistung wichtiger ist, hoffnungsvoll als intelligent zu sein? Ein zugrunde liegender Mechanismus könnte sein, dass hoffnungsvolle Menschen beständiger an ihren Zielen festhalten und weniger von zweifelnden Gedanken und negativen Emotionen abgelenkt werden. Dies zeigt sich auch in Testsituationen: Studierende, die eher hoffnungslos sind, haben Schwierigkeiten sich auf die Testaufgaben zu konzentrieren und können dadurch ihr Wissen gar nicht zeigen. In einer weiteren Studie konnte zudem nachgewiesen werden, dass die Hoffnung, die jemand besitzt, für den akademischen Erfolg im College wichtiger war als die frühere Leistung und z. B. das Gefühl der Selbstwirksamkeit, d. h. das Gefühl, dass man selbst etwas bewirken kann [20]. Hättest du das gedacht, dass allein der Glaube, dass etwas eintritt, also die Hoffnung, wirklich Berge versetzen kann?

P. Jansen, *Das neue ABC des Studiums*, essentials, https://doi.org/10.1007/978-3-658-34942-4_8

In den oben erwähnten Studien wurde Hoffnung als ein „stabiles" Merkmal betrachtet – lässt sich demnach Hoffnung bzw. die Überwindung der Hoffnungslosigkeit überhaupt verändern? Vielleicht können erste kleine Schritte helfen. Wirf nicht gleich alle Gewohnheiten über Bord, sondern versuche, deine Ziele zu identifizieren und Strategien zu entwickeln, um diese zu erreichen. Manchmal hilft es auch, die Ziele zu visualisieren. Vielleicht musst du aber auch einige deiner negativen Glaubenssätze umwandeln.

Hoffnung ist nicht die Überzeugung, dass etwas gut ausgeht, sondern die Gewissheit, dass etwas Sinn macht, so wie es ausgeht.
(Vaclav Havel)

≫ **Reflexion/Übung/Praxis-Tipp**

- Meide Menschen, die alles schwarzsehen und dramatisieren. Suche so oft wie möglich die Gesellschaft positiv agierender Menschen, sie verbreiten Hoffnung.
- Mach dir hoffnungsvolle und zuversichtliche Gedanken wie zum Beispiel:„Was auch immer auf mich zukommt, es wird eine Lösung geben. Ich tue alles, was in meinen Kräften steht".
- Werde aktiv. Erdulde nicht passiv die Situation, sondern befreie dich aus der Opferrolle. Durch Aktivsein bekommst du den Eindruck, Kontrolle auszuüben. Dies nährt deine Hoffnung, eine Lösung finden zu können.
- Auf was freust du dich im Moment und was löst Hoffnung in dir aus?

Literaturtipp

Obama, B. (2017). *Hoffnung wagen: Gedanken zur Rückbesinnung auf den American Dream.* Goldmann-Verlag.

Intuition

Hast du schon einmal überlegt, wie du eine Entscheidung triffst? Stell dir vor, du hast die Auswahl zwischen zwei Seminaren. Setzt du dich nun hin und machst eine Liste mit den Vor- und Nachteilen eines jeden Seminars und gewichtest diese Punkte vielleicht zusätzlich, um dich dann für eines der beiden Seminare zu entscheiden? Oder hörst du einfach irgendwie auf deinen „Bauch", ohne lange nachzudenken? Dann folgst du wahrscheinlich viel mehr deiner Intuition. Die Begriffe Intuition, Ahnung und Bauchgefühl werden oft synonym verwendet und bezeichnen Prozesse, die rasch im Bewusstsein auftauchen, deren Gründe wir zwar nicht kennen, die uns aber zu unserem Handeln antreiben [21].

Sicherlich fragst du dich jetzt, was denn nun besser ist. Sollst du immer auf deine Intuition hören oder ist es manchmal vielleicht doch sinnvoll, den Verstand einzuschalten? Die Antwort – du kannst es dir schon denken – ist nicht so einfach. Nach Kahnemann [22] gibt es zwei Formen des Denkens: Die erste Form arbeitet praktisch automatisch und schnell, hier spielen Intuitionen eine wichtige Rolle. Die zweite Form des Denkens ist eher langsam, hier muss man Anstrengung investieren, um eine Aufgabe zu lösen, wie z. B. bei einer komplizierten Rechenaufgabe. Die erste Form, das schnelle oder intuitive Denken, ist anfällig für Entscheidungsfehler, da in diesem Fall einfach Heuristiken, d. h. Faustregeln, für die Entscheidung genutzt werden. Eine bekannte Heuristik ist dabei die Verfügbarkeitsheuristik: Das, was uns schnell in den Sinn kommt, wird für am wahrscheinlichsten angenommen. Der Gedanke der zwei „kognitiven Systeme" wurde unlängst in der sogenannten *Affective-Reflective* Theorie [23] zur Motivation zum Sporttreiben aufgegriffen: Bewegungsbezogene Reize rufen eine unbewusste, intuitive, gefühlsmäßige Bewertung hervor. Diese Bewertung bildet

P. Jansen, *Das neue ABC des Studiums*, essentials, https://doi.org/10.1007/978-3-658-34942-4_9

die Grundlage für eine eventuell darauffolgende durchdachte Bewertung. Stehen die beiden Bewertungen in Diskrepanz, wird eher auf die affektive, schnelle Bewertung zurückgegriffen.

Ist die Intuition denn auch im Studium wirksam? Zumindest konnte in einer Studie gezeigt werden, dass Studierende, die gebeten wurden, über ihre Wahl eines Seminars zu reflektieren, nicht die Kurse wählten, die von Studierenden aus vorherigen Jahrgängen als die Besten angesehen wurden [24].

Vielleicht kannst du dir einmal die beiden Systeme, die in der affektiven reflektiven Theorie angesprochen werden, das Intuitive und das Reflektive, für dich und dein Studium bewusst machen. Welche gefühlsmäßigen Bewertungen werden bei dir geweckt, wenn du dir ein bestimmtes Seminar vorstellst? Spürst du z. B. Wut, wenn du an das letzte praktische Seminar denkst? Und wenn du nun über das andere Seminar nachdenkst – was denkst du dann? Dass es vielleicht langweilig war oder dass die meisten Inhalte doch sehr interessant gewesen sind? Im ersten Fall, wenn die intuitive und reflektive Bewertung übereinstimmen, würdest du ein ähnliches Seminar wohl kaum mehr wählen. Aber auch im zweiten Fall, wenn das Nachdenken über das Seminar positiv war und die intuitive Bewertung negativ, dann würdest du dich nach der affektiven reflektiven Theorie – wenn man sie auf den Studienkontext übertragen will – ebenfalls dagegen aussprechen, nochmal ein ähnliches Seminar zu belegen. Intuition und Verstand – sie sind beide wichtig. Wir sollten beides wertschätzen.

Überall geht ein früheres Ahnen dem späteren Wissen voraus.
(Alexander von Humboldt)

≫ Reflexion/Übung/Praxis-Tipp

- Plane einmal einen Tag nicht im Voraus, vielleicht einen Tag am Wochenende. Steh morgens auf und frage dich, was du heute tun möchtest und folge deiner „inneren Stimme".
- Spüre, wenn sich dein „Bauchgefühl" meldet. Registriere (beispielsweise im Lauf eines Tages oder auch einer Woche), welche Gefühle und Gedanken auftauchen, was sie in dir auslösen und/oder ob bzw. wie sich dadurch deine Stimmung verändert.
- Traue dich in einer nicht so bedeutsamen Situation intuitiv zu kommunizieren. Nimm dir vor, in einem der nächsten Gespräche, das du

führen wirst, einfach mal ganz intuitiv zu antworten und zu reagieren und nicht (wenn auch nur ganz kurz) vorher abzuwägen, was
in der entsprechenden Situation angebracht wäre.

Literaturtipp

Kast, Bas (2018). *Wie der Bauch dem Kopf beim Denken hilft. Die Kraft der Intuition.* Fischer.

Jonglieren

Jonglieren – fragst du dich – was hat das denn mit meinem Studium zu tun? Ich studiere ja nicht Sportwissenschaft, bin auch im Hochschulsport nicht sonderlich engagiert und sehe meine Zukunft auch nicht im Zirkus! Dennoch – kannst du vielleicht etwas vom Jonglieren lernen?

Jonglieren meint ja zunächst nichts anderes als mehrere Gegenstände (meist Bälle oder Ringe) in die Luft zu werfen und sie wieder aufzufangen. Zu jedem Zeitpunkt befindet sich dann ein Gegenstand in der Luft. Es ist also eine Aufgabe, die viel von einem verlangt: motorische Fertigkeiten, eine geschulte Wahrnehmung und eine hohe Aufmerksamkeit. Jonglieren scheint auch für die Kognition effektiv zu sein, denn so lässt sich tatsächlich das räumliche Vorstellungsvermögen verbessern [25]. Ob Jonglieren aber tatsächlich das Lernen für Studierende verbessern kann? Dazu gibt es noch keine gesicherte Evidenz.

Jonglieren meint aber im übertragenen Sinne mehr als nur das Werfen und Fangen von drei oder mehreren Bällen. Es bezeichnet auch die Fähigkeit, „viele Bälle in der Luft zu haben" oder mit vielen verschiedenartigen Dingen gleichzeitig zurecht zu kommen. Wie gelingt dir das? Kannst du viele Dinge gleichzeitig machen? Bist du vielleicht ein Multitasking Profi? Oder bist du eher jemand, der erst das eine zu Ende bringen möchte, bevor du das Neue anfängst?

Multitasking bezeichnet das gleichzeitige Ausführen von Aufgaben, etwas, was uns aus dem Alltag nur zu gut bekannt ist. Aber funktioniert Multitasking denn überhaupt? Tatsächlich ist es so: Bei zwei Aufgaben, die sehr ähnlich sind, z. B., wenn beide kognitive Kapazitäten benötigen, ist das gleichzeitige Ausführen nur sehr schwer möglich. Anders verhält es sich jedoch, wenn man z. B. eine motorische und gleichzeitig eine kognitive Aufgabe durchführt, besonders dann, wenn die motorische Aufgabe fast automatisch abläuft. In einer neueren Studie konnte sogar gezeigt werden, dass allein die Wahrnehmung von Aufgaben als Multitasking oder Singletasking einen Einfluss auf die Leistung hat. Nimmt man

P. Jansen, *Das neue ABC des Studiums*, essentials, https://doi.org/10.1007/978-3-658-34942-4_10

23

die Aufgabe als eine Multitasking Aufgabe wahr, verstärkt man sein Engagement und dadurch kann sich die Leistung verbessern. Es scheint verrückt zu sein – Ist das alles nur eine Frage der Wahrnehmung und Einstellung? [26]

Falls du jetzt lange darüber nachdenkst, was denn für dich eine Multitasking Aufgabe ist, kannst du dich ein wenig zurücklehnen – Multitasking, soweit es das gibt, sagt die akademische Leistung nicht vorher. Es scheint nur einen negativen Zusammenhang zwischen der Nutzung von Medien (wobei hier nicht von der gleichzeitigen Nutzung mehrerer Medien ausgegangen wird) und der akademischen Leistung zu geben [27].

Most of the time multitasking is an illusion. You think you are multitasking, but in reality you are actually wasting time switching from one task to another.
(Bosco Tjan)

▶ Reflexion/Übung/Praxis-Tipp

- Vielleicht möchtest du einmal ausprobieren, wie schwierig es ist, ein paar Bälle in der Luft zu behalten – Probier es doch einfach mal aus! Hier ist eine leicht verständliche Anleitung: Ehlers, S. (2009). Jonglieren lernen mit Jongloro. FQ Publishing.
- Versuche einmal einen Text am Computer zu lesen, dabei zu essen und Musik zu hören. Und eine Weile später lese einen anderen Text und mache nichts nebenbei. Erlebst du eine andere Qualität der Informationsaufnahme?
- Wie ist es, wenn du gehst und etwas lernst? Fällt es dir leicht? Variiere einmal dein Tempo beim Gehen – spürst du einen Unterschied?

Literaturtipp

Zimber, A., & Rigotti, T. (2015). *Multitasking (Managementpsychologie)*. Hogrefe.

Kreativität

Standen in deinem Studierendenleben schon mal ganz plötzlich ein paar Mitstudierende mit hungrigen Gesichtern vor deiner Tür? Und musstest du improvisieren, um aus deinen Resten ein annehmbares Essen zu kochen? Oder wie war es, als du die Übung für die nächste Seminarstunde vergessen hattest? Ist dir eine spontane und glaubwürdige Antwort eingefallen? Wenn ja, bist du vielleicht ein besonders kreativer Mensch. Wichtig für Kreativität ist, dass das, was man schafft, irgendwie originell und nützlich ist, wie z. B. eine gelungene Ausrede für die fehlende Hausaufgabe.

Kreativität kann sich natürlich auf viele Bereiche beziehen – gut untersucht ist sie für die Bereiche der Wissenschaft und der Kunst. Hier spielen Aspekte der Persönlichkeit und der Intelligenz eine Rolle. Während Intelligenz einen stärkeren Zusammenhang zur wissenschaftlichen Kreativität aufweist als das Persönlichkeitsmerkmal „Offen für neue Erfahrung", war der Zusammenhang für die künstlerische Kreativität umgekehrt [28]. Kreativität wird sowohl von der Genetik als auch von den Umweltfaktoren bestimmt.

Kreativität wurde oft im Zusammenhang zum divergenten Denken gesehen, dem Denken, bei welchem Menschen in der Lage sind, für Probleme mehrere Lösungen zu finden. Und ob jemand kreativ ist, hängt auch von der Persönlichkeit des Einzelnen ab. Kreative Menschen scheinen unter anderem irgendwie unabhängiger zu sein, aber auch offener für Erfahrungen, introvertierter und stärker getrieben. Da ist es auch nicht überraschend, dass häufiger Normen angezweifelt werden [29].

Ohne den Zweifel an dem Bestehenden und an Regeln entsteht kein Wunsch nach Veränderung, keine Motivation für etwas Neues. Von daher – wenn dir das Studium mal wieder zu verstaubt und zu angepasst vorkommt – vielleicht sehnst du dich nach etwas Neuem? Vielleicht bist du sehr kreativ? Darüber hinaus muss

P. Jansen, *Das neue ABC des Studiums*, essentials, https://doi.org/10.1007/978-3-658-34942-4_11

die akademische Institution froh sein über die Kreativität ihrer Mitglieder (Dozie-rende und Studierende). Wenn bestimmte Themen angezweifelt und überdacht werden, kann Neues entstehen.

Na gut, fragst du dich jetzt: Hat denn Kreativität auch etwas mit dem Erfolg im Studium zu tun? Ja, tatsächlich ist es so, dass Kreativität und akademische Leis-tung positiv zusammenhängen, auch wenn der Zusammenhang eher als gering bis mittel eingeschätzt werden kann [30]. Der Zusammenhang ist dann stärker, wenn Kreativitätstests verwendet werden und nicht nur die teilnehmenden Versuchs-personen nach ihrer eigenen Einschätzung gefragt werden. Ebenso ist er stärker, wenn verbale Tests im Vergleich zu Tests mit Figuren genutzt werden. Hier sieht man gut, wie sehr die Ergebnisse auch von der verwendeten Methodik abhängen und warum es manchmal so schwer ist, einfach klare Aussagen zu treffen.

Stelle dir einmal folgende Fragen: Was bedeutet für mich Kreativität? Ist es etwas, was ich mehr in mein Leben integrieren kann und wenn ja – wie denn überhaupt?

Man muss systematisch Verwirrung stiften – das setzt Kreativität frei. Alles, was widersprüchlich ist, schafft Leben.
(Salvador Dali)

▷   Reflexion/Übung/Praxis-Tipp

- Nimm dir Zeit, um kreativ zu sein. Du könntest in einem Notizbuch herumkritzeln oder eine neue Illustration zeichnen. Verlasse dabei auch deine kreative Komfortzone. Mache Musik. Besuche einen Sportkurs. Schreibe ein Stand-up-Comedy-Programm. Mache alles, was möglich ist, um ohne Hindernisse oder Erwartungen kreativ zu sein.
- Werde zu einer „Ideenmaschine". Das Konzept der „Ideenmaschine" wurde vom Investor, Autor und Podcaster James Altucher entwi-ckelt und ist ziemlich einfach: Lasse dir in einer Woche vielleicht jeden zweiten Tag zehn neue Ideen einfallen. Widme dich jeden Tag anderen Themen. Sie könnten etwas mit dem Studium zu tun haben – zum Beispiel „10 Wege, jemanden anzusprechen" oder „10 Wege, ein Referat zu präsentieren".

- Verlasse deine Wohnung und geh raus. Auch wenn dein Zimmer vielleicht ein toller Ort zum Arbeiten ist, kann es schwer sein, am Schreibtisch sitzend Inspiration zu finden, während du auf den Computerbildschirm oder in Bücher oder Zeitschriften starrst.

Literaturtipp

Eagleman, D., & Brandt, A. (2018). *Kreativität: Wie unser Denken die Welt immer wieder neu erschafft*. Siedler – Verlag.

Liebe

Ohje – denkst du, jetzt auch noch Liebe. Was hat denn Liebe mit dem Studium zu tun? Vielleicht auf den ersten Blick nichts, aber auf den zweiten – es kann die Zeit sein, in welcher man den Partner oder die Partnerin für das Leben kennen lernt und ganz unterschiedliche „Liebeserfahrungen" macht. Aber Liebe bezieht sich nicht nur auf die partnerschaftliche Liebe, sondern kann z. B. nach Erich Fromm [31] unterschieden werden in Nächstenliebe, mütterliche Liebe, erotische Liebe, Selbstliebe und Liebe zu Gott. Vereinfacht lässt sich zwischen einer persönlichen Form der Liebe (Selbstliebe, Liebe zu einem Partner) und einer universalen Form der Liebe unterscheiden. Es ist die Erfahrung, dass eine andere Kraft im Universum besteht, die die Trennung zwischen den Menschen aufhebt. Es ist etwas, was über die eigene Person hinaus geht. Vielleicht spürst du nicht nur einen tiefen Frieden in dir, sondern auch einen tiefen Frieden in der Verbindung zu allen anderen Menschen. Dann spürst du ein wenig von dieser universalen Dimension.

Welche Form der Liebe auch immer – hat sie etwas mit der Leistung zu tun? Das ist schwer zu sagen, denn wie soll man es untersuchen? Wie kann man nicht-partnerschaftliche „Liebe" in einem Universitätskontext untersuchen und vor allen Dingen, wer will das überhaupt? Studium – das hat zu tun mit Exzellenz, Intelligenz, Erfolg, Wissen und das ist auch gut so. Aber schließt es dadurch automatisch die Liebe, oder nennen wir sie liebevolle Atmosphäre, aus?

Ein bestes Beispiel dafür, dass sich Liebe und Leistung nicht ausschließen müssen, gibt uns Phil Jackson, einer – wenn nicht sogar DER erfolgreichste Basketballtrainer der NBA. Er hebt sich von seinen Kollegen dadurch ab, dass er seine Arbeit in Liebe einbettet, ohne auf Leistung zu verzichten. Für die Trainerinnen oder im Fall des Studiums für die Lehrenden gibt er Tipps, die frei übersetzt so lauten können: aus dem Herzen heraus coachen, sich selbst nicht so wichtig nehmen, alle Studierende die eigene Bestimmung finden und ihnen genügend Freiheit lassen, das Alltägliche als etwas Besonderes wahrnehmen und

P. Jansen, *Das neue ABC des Studiums*, essentials, https://doi.org/10.1007/978-3-658-34942-4_12

in einer liebevollen, aber durch Grenzen gekennzeichneten Haltung unterrichten [32]. Und diese Tipps von ihm sind nicht nur für die Lehrenden, sondern auch für dich wichtig: Sich auf den jetzigen Moment konzentrieren, Mitgefühl praktizieren, nicht unbedacht handeln, wenn man zweifelt, und die Note und den Abschluss vergessen. Und das Frappierende ist – er war sehr erfolgreich. Kannst du dir das vorstellen, in so einem „Geist" zu lernen? Vielleicht fragst du dich, warum so viele Menschen glauben, dass Leistungsdruck, Angst und Stress zum Erfolg dazu gehören? Warum sehen wir nicht, dass eine liebevolle Atmosphäre der Leistung nichts wegnimmt, sondern ihr etwas hinfügt?

Eine Vielzahl kritischer Faktoren ist notwendig, um ein NBA Championship zu gewinnen, einschließlich des richtigen Mix' von Talent, Kreativität, Intelligenz, Härte, aber auch Glück. Doch wenn ein Team das Wichtigste nicht hat – nämlich die Liebe – dann spielt auch keiner der anderen Faktoren eine Rolle.
(Phil Jackson)

> **Reflexion/Übung/Praxis-Tipp**

- Versuche einmal Kritik an einem Referat, die du äußern möchtest, bewusst freundlich und mit einem liebevollen Tonfall zu verknüpfen. Wie kommt das bei dem Referenten an?
- Schau dir mal deine Dozierenden an. Wer ist freundlich und zugewandt und wer eher abweisend? Unterscheiden sie sich in ihrer Leistung, das Wichtige zu vermitteln?
- Schreib doch einmal in einer ruhigen Minute auf, was für dich Liebe bedeutet.

Literaturtipp

Jansen, P., & Kunze, P. (2019). *Bildung braucht Liebe*. Arbor.

Mitgefühl

Neben Achtsamkeit und Empathie wird immer auch der Begriff des Mitgefühls erwähnt. Wir brauchen Mitgefühl, um uns mit anderen zu verbinden und für sie da zu sein. Mitgefühl ist etwas anderes als Empathie. Bei Empathie erfährt man eine kognitive oder emotionale Resonanz auf die Gefühle anderer, die manchmal auch zur Ohnmacht führt, weil man nichts ändern kann. Bei Mitgefühl ist das anders. Das eigene Herz öffnet sich, dem Leidenden kann Liebe und Wärme entgegengebracht werden [33].

Aber Mitgefühl ist nicht nur für die Interaktion von zwei Menschen wichtig, sondern kann auch für Organisationen und nicht auch zuletzt für die Universitäten bedeutsam sein. Damit Mitgefühl aber auch in einem Unternehmen etabliert werden kann, braucht es gemeinsame Werte und Glaubenssysteme, Normen, und Praktiken, die die Beziehung der Mitarbeiter neben einem bestimmten Führungsverhalten prägt. Mag die Leiterin einer Organisation z. B. keine privaten Gespräche und verlangt, sich nur auf die Arbeit zu konzentrieren, dann wird Mitgefühl im Unternehmen keine große Rolle spielen.

Doch wie passt das denn jetzt mit dem Studium zusammen? Klar gibt es gemeinsame Projektarbeiten und Referate, aber oft werden diese doch auch einzeln bewertet. Und wie ist es, wenn in deiner Projektgruppe die Arbeit eigentlich nur an dir und an noch einem anderen hängen bleibt – hilft dir da denn Mitgefühl für die anderen, die nichts tun? Vielleicht denkst du auch: „Schön und gut, aber irgendwann muss ich auch nur auf mich schauen, damit ich weiterkomme". Und dann ist da noch ein anderer Punkt – manchmal kannst du vielleicht gar kein Mitgefühl haben, weil du total müde bist oder schlimme Zahnschmerzen hast. Deine Energie ist versiegt und du hast gar keine Kraft, um Mitgefühl aufzubringen. Das ist nur verständlich.

Es scheint also klar zu sein, dass Mitgefühl eine soziale Komponente hat. Vielleicht ist es deshalb auch ganz unerheblich zu fragen, ob Mitgefühl auch der

P. Jansen, *Das neue ABC des Studiums*, essentials, https://doi.org/10.1007/978-3-658-34942-4_13

akademischen Leistung guttut. Denn durch die Beschäftigung mit dem Mitgefühl
stehen wir vor der Frage, worum es im Studium eigentlich geht? Um Creditpoints? Um Abschlüsse? Um Exzellenz? Um Perfektion? – Möglicherweise.
Aber vielleicht geht es auch um mehr, nämlich um eine persönliche Weiter-
entwicklung, die Praxis des Mitgefühls kann ein Schritt auf diesem Weg sein.
Interessanterweise konnte nachgewiesen werden, dass Achtsamkeit Studierenden
hilft, Mitgefühl zu entwickeln, und dies wiederum einen Effekt auf das Engagement der Studierenden hat und letztendlich zu einer besseren Leistung führt [35].
Du siehst – ein schöner Nebeneffekt.

Hast du dir schon einmal überlegt, was du dir wünschst? Möchtest du persönliche Aspekte im Studium erleben oder ist das für dich im Studium nicht
relevant?

*Das Mitgefühl mit allen Geschöpfen ist es, was Menschen erst wirklich zum Menschen
macht.*
(Voltaire)

≫ Reflexion/Übung/Praxis-Tipp

- Beobachte doch einmal, wann du eher Mitgefühl und wann eher
  Mitleid empfindest. Spürst du einen Unterschied zwischen den
  beiden Aspekten?
- Regst du dich über andere Menschen schnell auf? Versuche nach-
  sichtig zu sein, vielleicht hat der andere einen schlechten Tag
  oder etwas Trauriges erlebt. Du kannst nicht wissen, warum er so
  gelaunt ist. Vielleicht entsteht bei dir Mitgefühl.
- Versuche ab und zu kleine mitfühlende Handlungen in deinen Alltag einzubauen: Für die kranke Nachbarin einkaufen gehen, jemandem mit etwas helfen, was du gut kannst (z. B. einen Computer
  reparieren usw.).

Literaturtipp

Kornfield, J. (2008). *Das weise Herz. Die universellen Prinzipien buddhistischer Psychologie.*
Arkanas.

Nachhaltigkeit

Nachhaltigkeit – eines DER großen Themen unserer Zeit: Wie können wir mit den Ressourcen der Erde haushalten, sodass die Erde für alle Menschen in allen Regionen und für die nachfolgenden Generationen bewohnbar bleibt? Lässt sich der Gedanke der Nachhaltigkeit überhaupt ins Studium integrieren?

Das Studium ist eine besondere Zeit – zum einen bietet es so viel Freiheit, Neues zu erproben, über den Tellerrand zu blicken, die Perspektive zu wechseln, zum anderen wird aber auch eine starke Fokussierung auf das eigene Selbst verlangt: Du bist damit beschäftigt, möglichst gut zu sein und Erfolg zu haben. Aber: Nachhaltigkeit und Erfolg müssen sich nicht ausschließen! Hast du einmal darüber nachgedacht?

Aus diesen Überlegungen ergibt sich schnell die Frage, wie denn überhaupt eine nachhaltige Universität gestaltet sein kann [36]. Dabei müssen folgende Facetten betrachtet werden:

a) Ausbildung – Wird Nachhaltigkeit in den einzelnen Fächern der Universität gelehrt? Und haben die Studierenden die Möglichkeit, dies praktisch in Projekten und Fallstudien zu erfahren?

b) Forschung – Gibt es an der Universität Forschungen bzgl. sozialer Ungleichheit oder des Klimawandels? Werden Tagungen online abgehalten? Und stehen die Ergebnisse in der Nachhaltigkeitsforschung einer breiten Öffentlichkeit zur Verfügung?

c) Campusgestaltung – Sind die Gebäude möglichst klimaneutral gestaltet? Achtet die Universität bei ihren Beschaffungen auf Nachhaltigkeit?

d) Gemeinschaft – Fördert die Universität das Engagement der Studierenden und Mitarbeiterinnen bezüglich Nachhaltigkeit?

P. Jansen, *Das neue ABC des Studiums*, essentials, https://doi.org/10.1007/978-3-658-34942-4_14

e) Ist Nachhaltigkeit an der Universität z. B. durch ein *Green Office* institutio-
nalisiert? Wenn dich das Thema der Nachhaltigkeit interessiert, schau doch
einmal, wie „deine" Universität in diesem Bereich aufgestellt ist.

Aber natürlich liegt Nachhaltigkeit nicht nur bei der Institution der Universität. Nachhaltigkeit ist auch eine persönliche Angelegenheit. Es gibt zahlreiche
psychologische Faktoren, die für den nachhaltigen Konsum in verschiedenen
Stufen der Handlungsveränderung bedeutsam sind [37]. In der sogenannten Vor-
entscheidungsstufe der Handlungsveränderung können Aspekte der Achtsamkeit,
persönliche und soziale Normen und explizite Einstellungen eine Rolle spielen
[38]. Neben den expliziten Einstellungen, die wir bewusst reflektieren können,
existieren dann noch implizite Einstellungen, derer wir uns gar nicht so sehr
bewusst sind, die aber unser Verhalten mehr oder weniger beeinflussen. Und das
Frappierende ist, dass sie mit den expliziten Einstellungen nicht übereinstimmen
müssen. Wenn du in der Kindheit erfahren hast, dass Fleischkonsum für deine
Entwicklung wichtig ist, dann wird es dir vielleicht schwerer als anderen fallen, auf Fleisch zu verzichten, weil dieses implizite Muster dein tatsächliches
Verhalten prägt. Für eine Verhaltensänderung zum nachhaltigen Konsum mag es
sinnvoll sein, sich mit diesen Aspekten zu beschäftigen.

Die Zukunft hängt von dem ab, was wir heute tun.
(Mahatma Ghandi)

▷ Reflexion/Übung/Praxis-Tipp

- Weißt du eigentlich, wie sehr du schon nachhaltig lebst? Sieh dir
  doch mal deinen ökologischen Fußabdruck an! Hier kannst du ihn
  berechnen: https://www.footprintcalculator.org/.
- Versuche einmal eine Woche lang, nur saisonale und regionale
  Lebensmittel zu kaufen.
- Kannst du Plastik vermeiden? Es gibt viele Möglichkeiten: Obst
  unverpackt kaufen, Wasser aus Glasflaschen konsumieren oder
  auch Leitungswasser trinken, etc.. Was fällt dir noch ein?

Literaturtipp

Attenborough, D. (2020). *Ein Leben auf unserem Planeten: Die Zukunftsversion des berühm-
testen Naturfilmers der Welt.* Blessing.

Optimismus

Langweilige Vorlesungen, eine Klausur, die in den Sand gesetzt wurde, Lernstoff, der einfach nicht zu schaffen ist – wie oft wächst einem das Studium doch über den Kopf hinaus. Hast du schon einmal beobachtet, wie du auf diese Situationen reagierst? Pessimistisch – „Das wird nie was" – oder optimistisch – „Puh, die Aufgaben waren auch wirklich schwer, die nächste Klausur wird viel besser und ich bin dann bestimmt auch ausgeschlafener." Optimismus bezeichnet die generelle Erwartung, dass die Zukunft positiv sein wird. Optimismus zieht viele positive Aspekte nach sich: Es hat sich gezeigt, dass optimistische Menschen eine größere Lebenszufriedenheit aufweisen und dass Optimismus in vielen stressreichen Situationen, wie einer schweren Erkrankung oder auch einfach nur in einem neuen Lebensabschnitt hilfreich sein kann. Ein Grund hierfür ist, dass optimistische Menschen anders mit Situationen umgehen als pessimistische Menschen: Sie stellen sich eher unangenehmen Situationen und den damit verbundenen Gefühlen und sie fliehen weniger davor. Auch verfolgen optimistische Menschen eher ihre Ziele und informieren sich über Risiken. Sie schauen der Welt sozusagen in die Augen. Manchmal kann es natürlich auch so sein, dass Optimisten sich risikoreicher verhalten – Es wird schon alles gut werden! Die Eigenschaft eines Menschen hat auch oft ihre Schattenseiten, auch wenn, wie beim Optimismus, die „guten Seiten" überwiegen [39]. Erkennst du dich wieder? Bist du eher optimistisch oder pessimistisch? Ist für dich das Glas eher halb voll oder halb leer? Hast du dir schon einmal Gedanken darüber gemacht?

Hast du dir auch einmal die Frage gestellt, ob deine Einstellung vielleicht in irgendeiner Weise den Erfolg des Studiums beeinflussen kann? Tatsächlich hat sich gezeigt, dass optimistische Studierende im Studium besser mit Stress umgehen können und dies auch die Leistung begünstigt. Dennoch – so ganz trivial ist es natürlich nicht. So konnte gezeigt werden, dass die Gewissenhaftigkeit mit ihren Facetten des Pflichtbewusstseins, des Leistungsstrebens und der

P. Jansen, *Das neue ABC des Studiums*, essentials, https://doi.org/10.1007/978-3-658-34942-4_15

Selbstdisziplin eine große Bedeutung für den akademischen Erfolg bei optimistischen Studierenden hat – der war nämlich zumindest bei den Optimistinnen höher, die auch eine höhere Gewissenhaftigkeit aufwiesen. Eine gewisse Selbstdisziplin scheint also gegen die nachteiligen Effekte des Optimismus zu wirken, nämlich einer zu hohen Selbstüberschätzung [40].

Und man darf eines nicht vergessen – Optimismus kann zwar zur Leistungssteigerung beitragen, er kann einen fördernden Effekt besitzen, aber wenn es an der aktuellen Kompetenz und den Fähigkeiten mangelt, kann dein Optimismus auch nicht das ganze Studium retten. Oft ist man einfach auch zu optimistisch über das, was Optimismus leisten kann [41]. Auch wenn das Positive Denken irgendwie „in" ist, gilt es, realistisch zu bleiben. Keine Eigenschaft ist ein Allheilmittel, aber vielleicht ein hilfreicher Baustein zu einem erfüllenden Leben.

Optimismus ist in seinem Wesen keine Ansicht über die gegenwärtige Situation, sondern er ist eine Lebenskraft, eine Kraft der Hoffnung, wo andere resignieren, eine Kraft, den Kopf hochzuhalten, wenn alles fehlzuschlagen scheint, eine Kraft, Rückschläge zu ertragen, eine Kraft, die die Zukunft niemals dem Gegner lässt, sondern sie für sich in Anspruch nimmt.
(Dietrich Bonhoeffer)

▶ **Reflexion/Übung/Praxis-Tipp**

- Schau mal, was es für einen Unterschied macht, wenn du mit einem optimistischen oder mit einem pessimistischen Menschen zusammen bist.
- Versuche einmal, alles nicht so ernst zu nehmen. Viele kleinere Probleme verflüchtigen sich manchmal von selbst. Hast du diese Erfahrung schon einmal gemacht?
- Versuche einmal eine positive Sprache für dich zu etablieren: Es ist ein Unterschied, ob man sagt „Ich will mich nicht mehr aufregen" oder „Ich will gelassen auf das, was kommt, reagieren".

Literaturtipp

Seligman, M. (2001). *Pessimisten küsst man nicht: Optimismus kann man lernen.* Droemer-Knaur.

Prosozialität

Prosozialität hängt stark mit Mitgefühl und Empathie zusammen, es kann sozusagen als Handlungsaspekt der beiden anderen Aspekte gesehen werden. Oder anders ausgedrückt, wenn du freiwillig anderen etwas Gutes tust, dann handelst du prosozial. Doch tust du das wirklich nur für die anderen? – Die Wissenschaft sagt Nein. Dein prosoziales Verhalten hat nicht nur einen Vorteil für die Anderen, sondern kann auch für dich von Bedeutung sein: In Experimenten konnte gezeigt werden, dass Versuchspersonen, die sich prosozial engagierten (sie halfen z. B. anderen Menschen oder spendeten Geld) ihr Leben als bedeutungsvoller empfanden. Vermittelt wurde dieser Effekt wahrscheinlich über einen gesteigerten Selbstwert [42], d. h. durch die gute Tat steigert sich auch dein Selbstwert und lässt dein Leben in einer Form glücklicher erscheinen.

Es gibt Eigenschaften, die mit einer höheren Prosozialität zusammenhängen – eine davon ist die Intelligenz. Menschen mit einer höheren Intelligenz handeln oftmals prosozialer. Hierfür kann es zwei Gründe geben: Einerseits erkennen Menschen mit einer hohen Intelligenz die Gefühle und Notlagen anderer eher und können schneller entscheiden, wie sie angemessen handeln. Menschen mit einer höheren Intelligenz können sich eher in die Perspektive anderer Menschen hineinversetzen und zeigen Empathie, die wiederum das prosoziale Handeln nach sich zieht. Andererseits wissen sie, dass sich prosoziales Verhalten auf lange Sicht auszahlt. Man erreicht irgendwie einen „guten Ruf" bei den anderen [43].

Lässt sich denn Prosozialität überhaupt trainieren? In Zwillingsstudien hat sich gezeigt, dass die „Gene" auch eine Rolle spielen. Allerdings unterschied sich die Domäne, in welcher der Vererbungsfaktor sichtbar war, zwischen den Geschlechtern – bei Frauen zeigte er sich im Allgemeinen und bei Männern war er hauptsächlich im Bereich des Gemeinwohls sichtbar [44]. Aber Prosozialität lässt sich zumindest auch erwecken und stärken, bereits im Kindergarten durch Achtsamkeitsübungen, aber auch im Erwachsenenalter durch das Praktizieren und

Bewusstwerden der Dankbarkeit [45]. Dabei hat gerade die situationsgebundene und durch eine Wohltat hervorgerufene Dankbarkeit einen größeren Effekt als die generalisierte Dankbarkeit bzw. die Dankbarkeit als Persönlichkeitseigenschaft.

So weit so gut, aber wie ist es denn im Studium? Wahrscheinlich denkst du: „klar helfe ich den anderen" – aber wie weit kann denn diese Hilfe überhaupt gehen? Oder vielleicht denkst du auch ein wenig berechnend? Vielleicht kann dir ja das prosoziale Verhalten bei deiner Studienleistung irgendwie helfen? Tatsächlich konnte in einer Studie mit Jugendlichen der siebten und achten Klasse gezeigt werden, dass unter anderem der Grad der Prosozialität die schulische Leistung vorhersagen kann, und das sogar, wenn man bestimmte Variablen kontrolliert, wie z. B. die Intelligenz, oder den sozioökonomischen Status [46].

Niemand ist nutzlos in dieser Welt, der einem anderen die Bürde leichter macht.
(Charles Dickens)

▷   **Reflexion/Übung/Praxis-Tipp**

- Wenn du für jemanden anderen etwas machst, ihm oder ihr hilfst – wie fühlt sich das für dich an?
- Prosozialität zeigt sich auch im Teilen: Wann hast du das letzte Mal mit anderen etwas geteilt, was dir wichtig war?
- Frag doch einmal bei deinen Kommilitoninnen, wie wichtig es ihnen ist, für andere da zu sein. Welche Bedeutung misst dein Umfeld prosozialem Verhalten bei?

Literaturtipp

Klein, S. (2010). *Der Sinn des Gebens: Warum Selbstlosigkeit in der Evolution siegt und wir mit Egoismus nicht weiterkommen*. Fischer-Ebooks.

Quelle

Quelle – ein Wort mit ganz unterschiedlichen Bedeutungen: Zum einen ein Ort, aus welchem das Wasser aus dem Boden sprießt, oder anders ausgedrückt, ein Ort, der nährt. Zum anderen auch eine Stelle in der Literatur oder in den Nachrichten, auf die du dich beziehen kannst, die deinen Aussagen Nachdruck verleiht. Beide Bedeutungen können für dich in deiner Studienzeit wichtig sein.

Widmen wir uns zuerst der Quelle, die nährt. Was ist deine Quelle? Was verleiht dir deine Energie für das Studium? Vielleicht klingt „Energie" zunächst einmal etwas befremdlich und du kannst mit dem wissenschaftlichen Begriff der intrinsischen Motivation mehr anfangen, einer Motivation, die aus deinem eigenen Inneren leitet und nicht durch externe Anreize, wie z. B. guten Noten geschaffen wird. Diese Art der Motivation spielt eine besondere Rolle bei der Anpassung an das universitäre Leben. Die sogenannte akademische Anpassung umfasst die erfolgreiche Interaktion einer Studentin im ersten Semester mit den neuen Anforderungen des Uni-Lebens und sagt den Erfolg an der Universität vorher. Die akademische Anpassung wird von dem selbst regulierten Verhalten während des Studiums, der Zufriedenheit mit dem Studienprogramm und aber auch der intrinsischen Motivation beeinflusst [47]. Die intrinsische Motivation hatte keinen direkten Einfluss auf die Leistung, sondern nur über die akademische Anpassung, d. h. die intrinsische Motivation hängt mit der Fähigkeit zusammen, wie du dich an das Studium anpassen kannst. Diese Fähigkeit steht wieder im Zusammenhang zur Leistung. Leicht lässt sich erkennen, wie wichtig es auch für den Studienerfolg ist, das zu machen, wodurch man Energie gewinnt und aus dem Kraft zu schöpfen, welches die „eigene Quelle" ist.

Das Glück gehört denen, die sich selbst genügen. Denn alle äußeren Quellen des Glücks und des Genusses sind ihrer Natur nach höchst unsicher, misslich, vergänglich und dem Zufall unterworfen.
(Arthur Schopenhauer)

P. Jansen, *Das neue ABC des Studiums*, essentials, https://doi.org/10.1007/978-3-658-34942-4_17

Die zweite Sichtweise von „Quelle" umfasst den Nachweis, dass das, was du sagst und behauptest, auch richtig ist. Im Studium hast du bestimmt schon die vielfältigen Möglichkeiten des Zitierens kennengelernt, d. h. du hast eine Übung darin, wie man Quellen findet und diese richtig wiedergibt. Aber ist dir auch schon aufgefallen, dass für eine Behauptung, die du aufgestellt hast, es eine bestätigende Studie gab und gleichermaßen aber auch eine Studie, die deine Behauptung widerlegt hat? Vielleicht hast du dich auch gefragt, wie das sein kann. Gibt es denn keine „Wahrheit"? Gibt es keine „Objektivität"? Die Philosophie beschäftigt sich intensiv mit der Frage, bekannt ist aber auch die Theorie des Konstruktivismus von Paul Watzlawick. Zunächst ging er davon aus, dass die Annahme, es gebe nur eine Wirklichkeit, eine gefährliche Selbsttäuschung ist. Seiner Meinung nach wird unsere Wahrheit durch unsere Erfahrung konstruiert. Jeder Mensch besitzt seine eigene Wirklichkeit [48]. Okay, denkst du, das kann ja sein, aber wie ist es denn mit objektiven Studien, deren Methodiken doch bestimmten Gütekriterien, wie der Reliabilität, Objektivität und Validität, gehorchen müssen? Das stimmt und natürlich sind die Studien „objektiver" als die „objektiven" Wahrheiten zweier Menschen, dennoch bleibt immer Spielraum. Eine Laboranordnung kann sich von einer Anordnung in einem anderen Labor unterscheiden und so zu verschiedenen Ergebnissen führen. Eine doch eher ernüchternde Tatsache?

Neben diesem Phänomen der subjektiven Wahrheit gibt es aber auch noch die Fake News. Diese haben keine oder eine falsche Quelle. Hier wird also absichtliche die subjektive Wahrheit manipuliert. Dies spielt besonders im politischen Kontext und in sozialen Medien eine Rolle [49]. Von daher ist es richtig, wenn im universitären Kontext die Quellen für die Erkenntnisse Originalstudien mit einem peer-review Verfahren sind, also solche, wo andere Wissenschaftlerinnen die Studien bewertet haben. Schau doch mal bei der nächsten Arbeit, die du für das Studium schreiben musst – welche Quellen nutzt du genau?

„Die Wahrheit ist, dass es keine Wahrheit gibt!"
(Isaac Bashevis Singer)

≫   Reflexion/Übung/Praxis-Tipp

- Was verleiht dir Energie? Was ist deine Quelle?
- Schau dir doch deine Mitstudierenden einmal an. Kannst du Unterschiede in der Art und Stärke ihrer intrinsischen Motivation wahrnehmen?

- Auf der Seite Hoaxsearch (https://www.hoaxsearch.com), kannst du nach Schlagzeilen suchen. Wenn sie bereits auf Wahrheit untersucht wurden, wird dir ein Google Link zur Webseite angezeigt.
- Wenn du ein Thema bearbeiten musst, suche doch einmal ganz bewusst nach zwei Originalstudien, die zu gegensätzlichen Ergebnissen kommen und frage dich, wie das sein kann!

Literaturtipp

Förster, H., von Glasersfeld, E., Hejl, P. M., Schmidt, S. J., & Watzlawick, P. (Hrsg.) (1992) *Einführung in den Konstruktivismus.* Piper.

Resilienz

Vielleicht hast du dieses Wort schon einmal gehört – Resilienz. Es kommt von dem lateinischen Wort *resilire,* was so viel wie „zurückspringen", „abprallen" heißt. Resilienz beschreibt die eigene Widerstandsfähigkeit, oder anders ausgedrückt, den Prozess, mit Widrigkeiten umzugehen. Ist dir schon einmal aufgefallen, dass du vielleicht ganz anders als ein Kommilitone auf Widrigkeiten reagierst? Wie ist es, wenn du in einem Prüfungsblock eine Reihe von schlechten Noten bekommst? Sagst du dir „Das macht nichts" – und handelst nach deiner Maxime – „immer wieder aufstehen, immer wieder sagen, es geht doch". Oder ziehst du dich zurück und es fällt dir sehr schwer, dich auf die nächsten anstehenden Prüfungen einzulassen? Im ersten Fall würde man dich als resilient bezeichnen.

Resilienz spielt für dich, gerade beim Übergang ins Studium, eine wichtige Rolle. Dieser Übergang geht mit einer neuen Lebensphase einher. In den meisten Fällen mit dem Auszug aus dem Elternhaus in eine eigene Wohnung oder in eine WG mit neuen Menschen. Das Unbekannte kann zu einer stressreichen Zeit werden. In einer Studie wurden Studierende gefragt, welches denn für sie die drei wichtigsten Komponenten zum Erhalt der eigenen Resilienz in einem universitären Kontext sind. Es wurden die Aspekte, die Perspektive beizubehalten, gesund zu bleiben und Netzwerke zu bilden, benannt. Die eigene Perspektive zu wahren, kann zum einen durch Selbstreflexion und zum anderen durch das Formulieren von mittel- und langfristigen Zielen geschehen. Das Erhalten der Gesundheit bezieht sich sowohl auf die körperliche als auch auf die seelische Gesundheit und zum sozialen Netzwerk gehören Mitstudierende, Freundinnen und Familienangehörige [50]. Dennoch, auch wenn das zunächst überzeugend klingt, ganz so einfach ist die wissenschaftliche Lage nicht: Oftmals unterscheiden sich die

P. Jansen, *Das neue ABC des Studiums*, essentials, https://doi.org/10.1007/978-3-658-34942-4_18

Definitionen von Resilienz in den Studien und auch die Methode, wie Resilienz überhaupt gemessen wird. Darüber hinaus ist bislang nicht gut erforscht, welches die beste Methode für das Training der Resilienz für bestimmte Studierendengruppen, wie z. B. Studierende aus anderen Ländern, ist oder ob das Training eher online oder *face-to-face* gestaltet sein sollte? [51].

Resilienz ist auf jeden Fall nicht nur für ein stressfreies universitäres Leben wichtig, sondern sie scheint auch im Zusammenhang mit dem akademischen Erfolg zu stehen [52]. Aber lässt sich Resilienz denn überhaupt trainieren oder ist sie irgendwie angeboren? In einer Studie mit Feuerwehrleuten konnte festgestellt werden, dass sich ihre Resilienz durch ein Achtsamkeitstraining, welches aus vier zweistündigen Trainings in einem Zeitraum von vier Wochen und 10 min Übungen zu Hause bestand, trainieren ließ. Dieser Effekt zeigte sich nicht nach einem Entspannungstraining [53]. Sicherlich gibt es viele verschiedene Formen, Resilienz zu trainieren. Eine Google-Abfrage zum Thema „Resilienztraining" liefert in weniger als einer Sekunde 155.000 Treffer: körperliche Aktivität, Psychoedukation („Wie sorge ich selbst gut für mich") und soziale Unterstützung kommen so als Resilienz fördernde Maßnahmen auch infrage. „Resilienzförderung" wird populärwissenschaftlich sehr vermarktet und manchmal wird der Eindruck erweckt, man muss nur das und das machen, um jede Situation zu meistern. So einfach ist es nicht, es gibt kein „Kochrezept". Letztendlich bleibt nur die Erkenntnis, sich selbst gut kennen zu lernen und wahrzunehmen, um in krisenhaften Situationen in sich selbst Halt zu finden. Auf die Frage, ob Resilienz genetisch bestimmt ist, lässt sich auch keine allumfassende Antwort geben. Zumindest gibt es erste Hinweise auf die Aktivität bestimmter neuronaler Zellen im peripheren und zentralen Nervensystem sowie die Bedeutung bestimmter Gene bei der Resilienz gegenüber Schmerz und auch Stress [54].

Die Kunst ist einmal mehr aufzustehen, als man umgeworfen wird!
(Winston Churchill)

> ### Reflexion/Übung/Praxis-Tipp

- Schreibe einmal auf, was dir nach Rückschlägen geholfen hat.
- Überlege einmal, was du besonders gut kannst. Vielleicht kannst du auch einen Freund oder eine Freundin fragen, die dich in deinen Fähigkeiten bestärken.

- Schau dir einmal unterschiedliche „Resilienztrainings" an – ist das was für dich oder bevorzugst du lieber deinen Weg? Wie sieht dieser aus?

Literaturtipp

Berndt, C. (2015). *Resilienz: Das Geheimnis der psychischen Widerstandskraft. Was uns stark macht gegen Stress, Depressionen und Burn-out.* DTV.

Selbstmitgefühl

Hast du dir schon einmal Gedanken darüber gemacht, wie du dich selbst siehst, also über dein Selbstkonzept oder deinen Selbstwert nachgedacht? Während das Selbstkonzept eher die beschreibende neutrale Sicht deines Selbst widerspiegelt, hat der Selbstwert eine wertende Seite. Vielleicht wertest du dich ab und hältst dich für dumm, weil du immer schlechte Klausuren schreibst. Um diese wertende Komponente zu vernachlässigen, beschäftigt sich die Forschung seit geraumer Zeit mit dem Konzept des Selbstmitgefühls. Das Selbstmitgefühl besteht aus den drei Kernkomponenten Selbstfreundlichkeit, Verbundenheit und Achtsamkeit. Die Selbstfreundlichkeit meint die Fähigkeit, sich nicht selbst zu verurteilen. Die Verbundenheit beruht auf der Erkenntnis, dass alle Menschen eine Verbindung zueinander besitzen und als Menschen gemeinsame Erfahrungen machen. Achtsamkeit ist die Fähigkeit, den derzeitigen Moment wahrzunehmen und das zu akzeptieren, was ist [55]. Selbstmitgefühl mag vielleicht ein Wort sein, das zunächst einmal Befremden in dir hervorruft, aber hast du schon einmal überlegt, wann du dich so wie deinen besten Freund oder deine beste Freundin behandelst? Wie ist es, wenn du einen Fehler machst? Wertest du dich dann vielleicht in irgendeiner Form ab oder tröstest du dich, wie du einen Freund, eine Freundin trösten würdest: „Das macht ja nichts, nächstes Mal wird es wieder besser."

Welche Rolle spielt nun Selbstmitgefühl im Studium? In einer Studie wird der Frage nachgegangen, ob Selbstmitgefühl Studierende vor einem Burnout schützen kann [56]. Dabei wurden die Studierenden zu ihrem Burnout-Erleben, ihren Studienanforderungen, ihrer sozialen Unterstützung durch ihre Mitstudierenden und zu ihrem Selbstmitgefühl befragt. Es zeigte sich, dass Selbstmitgefühl zum einen die soziale Unterstützung aktiviert, zum anderen die Wahrnehmung der Anforderungen des Studiums verringert und so vor Burnout schützen kann.

Vielleicht kannst du nachvollziehen, dass Selbstmitgefühl deine psychische Befindlichkeit im Studium beeinflussen kann. Aber wie ist es denn mit dem

P. Jansen, *Das neue ABC des Studiums*, essentials, https://doi.org/10.1007/978-3-658-34942-4_19

Lernerfolg? Gibt es hier auch einen Zusammenhang? Schwer zu sagen. Es gibt nämlich bislang keine Studie, die einen direkten Einfluss des Selbstmitgefühls auf die akademische Leistung nachweisen konnte. Manche Forscherinnen diskutieren hier, ob es nicht besser wäre, zur Untersuchung dieses Zusammenhanges zunächst einmal eine akademische Selbstmitgefühls-Skala zu konstruieren [57]. Trotz des Mangels an Studien gibt es jedoch solche, die die Beziehung des Selbstmitgefühls und den Umgang mit Rückschlägen während des Studiums untersuchen [58]. In einer Studie mit japanischen Studierenden zeigte sich, dass ein hohes Selbstmitgefühl mit der Annahme einhergeht, dass Rückschläge Lernaufgaben sind und zum Leben dazugehören. Zudem führte die Aufforderung, sich selbst eine freundliche und mitfühlende Botschaft zu schreiben, zu einem stärkeren Glauben daran, dass Niederlagen Lernchancen sind. Du siehst – Selbstmitgefühl wirkt sich vielleicht nicht direkt auf deine Noten aus. Aber es kann dir helfen, leistungsmäßige Krisen, die wir alle haben, auch als Chancen zu sehen.

Weil man an sich selbst glaubt, versucht man nicht, andere zu überzeugen. Weil man mit sich selbst zufrieden ist, braucht man die Zustimmung anderer nicht. Weil man sich selbst annimmt, akzeptiert die ganze Welt ihn oder sie.
(Lao-Tzu)

> ### ⯮ Reflexion/Übung/Praxis-Tipp

- Schreibe doch einmal auf, wie du eine Freundin behandelst, wenn sie wieder an den falschen Freund oder die falsche Freundin geraten ist. Nun schreibe daneben auf, wie du dich selbst in so einer Situation verhältst! Schau dir deine Wortwahl in beiden Situationen genau an – was fällt dir auf?
- Erinnere dich an eine Situation, die dich sehr traurig gemacht hat. Jetzt schließe die Augen und sage dir, dass du damit nicht alleine bist und viele Menschen die Situation schon so empfunden haben. Vielleicht spürst du die verbindende Menschlichkeit.
- Schenke dir selbst Sätze der liebenden Güte in einer ruhigen Pause:
  - Möge ich gesund und glücklich sein.
  - Möge ich sicher und geborgen sein.
  - Möge ich frei von Leiden sein.
  - Möge ich mit Leichtigkeit leben.
  Beende die Übung – wenn es für dich passt – mit einigen tiefen bewussten Atemzügen.

Literaturtipp

Brähler, C. (2018). *Selbstmitgefühl entwickeln.* Scorpio.

Toleranz

Kennst du das: Du spürst eine Ungeduld, ein Genervtsein über das Verhalten deines Mitstudierenden – dauernd kommt er zu spät, vergisst seine Sachen und schreibt dann alles von dir ab! Vielleicht fragst du dich, wie lange du das tolerieren bzw. aushalten musst? Oder wann ist deine Toleranz am Ende? So meint Toleranz, von dem lateinischen Wort *tolerare* (aushalten) kommend auch, bewusst und freiwillig, Differenzen zu ertragen [59]. Zunächst einmal musst du natürlich überhaupt einen Unterschied, eine Differenz, wahrnehmen und wenn du diese als (zu) negativ bewertest, wird es dir schwerfallen, tolerant zu sein. Wahrnehmung und Bewertung sind damit eng verknüpft. Denk doch einmal darüber nach, wann es dir schwer oder leicht fällt, tolerant zu sein. Toleranz kann sich aber nicht nur auf den Umgang mit anderen beziehen, sondern auch auf dich selbst. Wann gelingt es dir bei dir selbst, Dinge auszuhalten und wann sind deine Grenzen erreicht und du kannst dein eigenes Verhalten nicht mehr tolerieren – z. B. deine andauernde Smartphone-Nutzung? Toleranz ist also auch von der eigenen Person abhängig, denn die Fähigkeit zu Selbstakzeptanz und zu Toleranz stehen im Zusammenhang [60]. All diese Beispiele beziehen sich auf die individuelle Toleranz.

Der Toleranzbegriff ist aber auch auf der Gruppenebene bedeutsam und steht in Verbindung zu dem Begriff des Stereotyps, d. h. dem vermeintlichen Wissen, das man über eine Gruppe von Personen hat: BWL-Studierende sind …, Psychologie-Studierende sind …, Physikerinnen sind…. Unsere eigene soziale Identität und das prägnante Bild oder Wissen, welches wir über eine Gruppe haben, prägt oft unsere Toleranz. Du fragst dich, ob das jetzt wichtig ist? Ja, in unserer globalen Welt rücken wir näher zusammen, Menschen unterschiedlicher Herkunft treffen aufeinander. Vielleicht spielst du ja selbst mit dem Gedanken ein Auslandssemester zu machen. Diversität ist ein aktuelles Thema, das von den Universitätsleitungen große Aufmerksamkeit erhält. Und vielleicht merkst du es

P. Jansen, *Das neue ABC des Studiums*, essentials, https://doi.org/10.1007/978-3-658-34942-4_20

auch im Studium, wie ein Kommilitone aus einem anderen Kulturkreis eine ganz andere Sicht auf die Dinge hat.

Welche Rolle spielt Toleranz nun im Studium? Bislang ist keine Studie bekannt, die die Toleranzfähigkeit von Studierenden in Beziehung zur akademischen Leistung gesetzt hat. Warum sollte man auch so einen Zusammenhang erwarten? Vielmehr mag es so sein, dass Toleranz im Zusammenhang zu bestimmten Variablen wie dem subjektiven Wohlbefinden steht, welches wiederum im Zusammenhang zur Leistung gesehen werden kann. Die persönliche Ebene der Toleranz ist im Studium sehr wichtig, eben weil man auf so viel Neues trifft. Im universitären Kontext spielte bislang jedoch eher die Etablierung einer „institutionellen Toleranz" eine Rolle. Im Mittelpunkt steht die Beantwortung der Frage, wie die Universität mit Diversität umgeht. Wie ist die Geschlechterverteilung und die Verteilung von Menschen mit einem unterschiedlichen ethnischen Hintergrund innerhalb der Universität (auf der Ebene der Studierenden, der Nachwuchswissenschaftler, der Professorinnen, der Verwaltungsmitarbeiter, der Universitätsleitung)? Findet man hier auf allen Ebenen eine Diversität? Wird bei der Anwerbung von Studierenden und Mitarbeitenden auf Diversität geachtet? Existieren multikulturelle Kommunikationstrainingsprogramme und solche Programme, die auf unbewusste Verzerrungen aufmerksam machen? Zahlreiche Universitäten haben sich diesem zentralen Thema angenommen [61]. Wie sieht es mit deiner Universität aus? Ein wichtiges Thema, denn die Erfahrung der Diversität, die auch existierende Stereotypen infrage stellt, kann für die Einzelne, die Gruppe und auch für die Gesellschaft von Vorteil sein, dadurch, dass die kognitive Flexibilität und die Offenheit gegenüber nicht normativen Wegen des Denkens gefördert wird [62] und letztendlich damit auch die Toleranz.

Echte Toleranz ist nicht möglich ohne Liebe.
(Albert Schweizer)

▷   Reflexion/Übung/Praxis-Tipp

- Versuche anderen aufmerksam zuzuhören. Nicht mit einer vorgefassten Meinung, sondern offen und neugierig auf das, was der andere zu sagen hat.
- Versuche einmal Zwischentöne zu erkennen. Manchmal gibt es mehr als nur richtig und falsch. Wenn man ein Gefühl für die Weite der Möglichkeiten bekommt, gelingt es einfacher, tolerant zu sein.
- Gesteh dir deine Vorurteile ein. Welche hast du? Kannst du ergründen, woher sie kommen?

Literaturtipp

Voltaire (2015). *Toleranz*. Suhrkamp.

Unabhängigkeit

Der Schritt ins Studium ist für die meisten der Schritt in eine neue Unabhängigkeit (manchmal wird auch der Begriff der Autonomie verwendet), da nun eine neue Selbstständigkeit und Selbstbestimmung entstehen. Natürlich variiert der Grad dieser Unabhängigkeit. Manche Studierende wohnen noch zu Hause und der Kühlschrank wird „automatisch" gefüllt, andere ziehen in die erste eigene Wohnung oder in ein Zimmer in einer WG und müssen sich um die eigenen Dinge, den eigenen Haushalt, alleine kümmern. Unabhängigkeit kann aber nicht nur unter dem Aspekt, das eigene Leben (fast) ohne Hilfe anderer zu leben, gesehen werden, sondern auch unter dem Aspekt der mentalen Freiheit, nämlich frei von der Meinung anderer zu sein.

In manchen Ländern ist die Unabhängigkeit, die sich auf den Lernkontext bezieht, auch ein erklärtes Ziel der universitären Ausbildung. Hierzu gehört, dass die Studierenden Initiative ergreifen und Vorschläge machen können, ihre eigene Arbeit im Kontext anderer Arbeiten selbst einordnen können, die Möglichkeit haben, kreativ zu sein und mit Enthusiasmus an die gestellte Aufgabe zu gehen. Aber zum unabhängigen Lernen gehört auch das Training der Argumentationsfähigkeit (z. B. „Warum habe ich diese Studie als Grundlage für die Arbeit ausgewählt?"), die kritische Reflexion, das Übernehmen der Verantwortung für ein Studienprojekt, welches man durchführt oder die Fähigkeit zu erlangen, das, was man macht, in einen größeren Zusammenhang einzubetten [63]. Es hat sich gezeigt, dass Studierende sich in ihrer Autonomie gefördert sehen, wenn Dozierende den Studierenden aufmerksam zuhören, ihnen Zeit für unabhängige Arbeiten geben, ihnen Zeit gewähren, um sich zu äußern. Ebenso förderlich ist es, die Verbesserungen und die Anstrengungen, die die Studierenden machen, anzuerkennen, Tipps zu geben, wenn die Studierenden nicht weiterkommen, auf die Fragen der Studierenden einzugehen und die Erfahrungen der Studierenden wahr- und anzunehmen [64]. Wie ist das bei deinen Dozierenden?

© Der/die Autor(en), exklusiv lizenziert durch Springer Fachmedien Wiesbaden GmbH, ein Teil von Springer Nature 2022
P. Jansen, *Das neue ABC des Studiums*, essentials,
https://doi.org/10.1007/978-3-658-34942-4_21

Oftmals synonym mit dem Begriff der Unabhängigkeit wird in der Umgangssprache der Begriff der Freiheit genutzt. Freiheit ist einer der wichtigsten Begriffe der Philosophie und dementsprechend existieren zahlreiche Definitionen. Ein Denkanstoß sei der Essay von Markus Maier, Psychologie-Professor in München [65], der auf eine Unterscheidung des Freiheitsbegriffs von Matthias Claudius eingeht. So differenziert er zwischen „Freiheit von" und „Freiheit zu". „Freiheit von" ist der Begriff, den wir heute oft verwenden; wir sind frei, wenn wir uns von Beschränkungen oder Vorschriften lossagen. Bei der „Freiheit zu" bekennt man sich objektiv zu den Geboten und Normen und kann sich im Rahmen dieser frei bewegen. So hält man sich z. B. an die Verkehrsregeln (eigentlich eine Art „Unfreiheit"), man gewinnt dabei aber, sich frei durch die Stadt bewegen zu können. Die „Freiheit von" mache nur illusorisch frei, weil sie den Einzelnen in Konflikt bringe mit den Wünschen anderer. Ein interessanter Gedanke? Was meinst du? Und was bedeutet das für dein Studium?

Unabhängigkeit im Denken ist das erste Kennzeichen der Freiheit. Ohne sie bleibst du ein Sklave der Umstände.
(Vivekananda)

▶ Reflexion/Übung/Praxis-Tipp

- Schreibe doch einmal auf, in welchen Dingen du dich unabhängig fühlst und in welchen Aspekten abhängig!
- Beobachte einmal einen Dozierenden in deinem Semester – Wie verhält er sich? Fühlst du dich in deiner Autonomie-Entwicklung ernst genommen?
- Was bedeutet Freiheit für dich? Ist es ein Konzept, das für dich wichtig ist? Hast du schon einmal darüber nachgedacht, ob es einen freien Willen gibt?

Literaturtipp

Arendt, H., & Wirthensohn, A. (2018). *Die Freiheit, frei zu sein.* dtv.

Vergebung

Vergebung bedeutet, gewollt Ärger und negative Reaktionen zu unterdrücken, wenn man sich ungerecht behandelt fühlt und zu versuchen, denjenigen mit Mitgefühl und Wertschätzung zu begegnen, die einen selbst verletzt haben. Wenn du das liest, wirst du vielleicht merken, wie Bedenken in dir auftauchen. Mag es noch einfach sein, denjenigen, die einem einen kleinen Schaden zugefügt haben (z. B. abgeschrieben, wenn man es nicht erlaubt hat), zu vergeben, ist dies bei größeren Schäden (z. B. Raubüberfall) doch weitaus schwieriger. Vergeben ist nicht versöhnen, welches noch einen Schritt weiter geht und die Wiederherstellung der vorherigen Beziehung meint [66]. Ob jemand leicht oder schwer vergeben kann, hängt ein wenig von seiner Persönlichkeit ab und zwar von der Verträglichkeit (hierunter fallen Rücksichtnahme, Kooperationsbereitschaft und Empathie), der emotionalen Stabilität, aber auch von der Religiosität oder Spiritualität. Religiöse Menschen behaupten von sich, leichter vergeben zu können [67]. In einer Studie mit jungen Studierenden konnte gezeigt werden, dass die Fähigkeit leichter zu vergeben, eine gute psychische und physische Gesundheit vorhersagt. Wenn wir also fähig wären, eine Vergebungspraxis zu etablieren, hilft uns das, für unsere Gesundheit gut zu sorgen [68] und eine innere Balance zu finden. Aber es ist nicht nur heilsam, anderen zu vergeben, sondern auch sich selbst. Wie oft machen wir Fehler und können uns diese manchmal ganz schlecht vergeben. Teilweise hadern wir noch Tage später mit uns. Dabei gehören Fehler zum Leben und Selbstmitgefühl kann uns helfen, mit diesen zu leben.

Welche Rolle spielt nun Vergeben im Studium? Auch im Studium machen du und deine Mitstudierenden Fehler. Wenn wir diese Fehler nicht vergeben können, hadern wir oft – mit uns und mit den anderen. An einer indischen Universität wurde die Effektivität eines Vergebungstrainings untersucht [69]. Dieses Vergebungstraining nennt sich REACH und beschreibt folgende Stufen: sich an die Verletzung erinnern, Empathie für den Verursacher des Schmerzes entwickeln,

P. Jansen, *Das neue ABC des Studiums*, essentials, https://doi.org/10.1007/978-3-658-34942-4_22

ein altruistisches Geschenk des Vergebens demjenigen anbieten und am Vergeben festhalten, auch wenn Zweifel aufkommen. Das Training hatte einen Effekt auf die Fähigkeit zu vergeben, auf die Empathie und auf die positive und negative Stimmung. Da die Studie in Indien durchgeführt wurde (frühere positive Ergebnisse des REACH Programmes gab es bereits in westlichen und christlichen Ländern mit unterschiedlichen Altersgruppen), kann man davon ausgehen, dass Vergebung nicht ans Christentum gebunden ist. Für diejenigen von euch, die eine christliche Verbindung haben, mag dies vielleicht ein erster Gedanke gewesen sein.

Das alles hört sich schön an, denkst du vielleicht – und recht hast du. Vergebung ist nicht immer einfach. Sie bedeutet andere nicht aus dem eigenen Herzen zu stoßen. Aber manchmal ist das natürlich überhaupt nicht einfach! Es kann sogar sehr schmerzhaft sein, weil wir uns genau dieser schmerzhaften Situation stellen müssen. Vielleicht können wir auch im Moment jemandem nicht wirklich vergeben. Dann ist es aber wichtig, dass wir die Bereitschaft zur Vergebung aufrechterhalten. Vielleicht gelingt es uns mit der Zeit immer besser – und vielleicht auch nur in kleinen Schritten – hinter das Verhalten der anderen zu schauen und das Gute in ihm oder ihr zu sehen.

Der Schwache kann nicht vergeben. Vergebung ist ein Merkmal der Starken.
(Mahatma Ghandi)

▷   **Reflexion/Übung/Praxis-Tipp**

- Schreibe doch einmal Situationen auf, wo dich jemand verletzt hat. Wie hast du dich gefühlt?
- Erinnere dich an eine Situation, in welcher du jemandem wirklich von ganzem Herzen vergeben konntest. Wie hat sich das für dich angefühlt?
- Gelingt es dir selbst, dir deine Fehler zu vergeben?
- Wenn du einen Fehler gemacht hast, erinnere dich doch daran, dass viele Menschen den gleichen Fehler gemacht haben. Hilft dir diese Verbundenheit, dir selbst zu vergeben?

Literaturtipp

Kornfield, J. (2013). *The art of forgiveness, lovingkindness, and peace.* Bantam.

Würde

Würde – jedem fällt wahrscheinlich der Artikel 1 des Grundgesetztes dazu ein: Die Würde des Menschen ist unantastbar! Doch was heißt das genau? Was bedeutet Würde? Würde kann man als Eigenschaft eines Menschen auffassen, auf die er oder sie irgendwie ein Recht hat – ein Anrecht, das jedem Menschen innewohnt und welches es zu schützen gilt. Jede Missachtung der Menschenwürde, wie z. B. durch Folter, ist unzulässig. Der Schutz der Menschenwürde wird oftmals im Umgang mit älteren und dementen Menschen thematisiert. Hier geht es nicht mehr darum, die Autonomie des Einzelnen als einen Aspekt der Würde zu sehen, sondern um die Gestaltung eines würdevollen Umgangs in einer abhängigen Beziehung [70]. Hierunter fällt sicherlich der würdevolle Umgang, den man von anderen (Dozierenden, Studierenden und Mitarbeitenden) erwarten kann und den man diesen auch selbst gegenüber bringt. Man kann Würde aber auch als Lebensform verstehen und drei Dimensionen erkennen: a) Wie werde ich von anderen Menschen behandelt – Ist meine Würde gewahrt? b) Welche Einstellung habe ich zu den Menschen und wie behandle ich sie? Und letztlich c) Wie stehe ich selbst zu mir – Behandle ich mich selbst würdevoll? [71]

Welche Rolle kann aber nun die Würde im universitären Kontext spielen? Wahrscheinlich tritt der Begriff der Würde ganz selten als ein institutionelles Konzept in den zumeist hierarchisch aufgebauten Universitäten auf und die Frage stellt sich eher, wie sich Würde ganz konkret im universitären Alltag erleben lässt. In einer Arbeit wurde untersucht, welche Rolle die Würde in der praxisbezogenen Ausbildung an den Universitäten im Rahmen von z. B. Praktika in Unternehmen, für Lehramtsstudierende in der Schule oder für Medizinstudierende in Krankenhäusern haben kann. Interessant ist, dass Studierende unterschiedlicher Fächer eine unterschiedliche Auffassung von Würde beim praxisbezogenen Lernen haben. Studierende der Wirtschaftswissenschaften beispielsweise verstehen unter dem Konzept der Würde am Arbeitsplatz eher das Recht auf verschiedene

P. Jansen, *Das neue ABC des Studiums*, essentials, https://doi.org/10.1007/978-3-658-34942-4_23

Lernmöglichkeiten, während Studierende der Medizin und Pflegewissenschaften eher das Konzept der Inklusion betonen – möglicherweise, weil der Teamgedanke in diesen Fächern im Mittelpunkt steht. Interessanterweise beschreiben Studierende der Wirtschaftswissenschaften den Begriff der Würde aus einer negativen Sichtweise, als ein Fehlen von z. B. der Verletzung der Würde [72].

In einer weiteren Studie haben Forscher untersucht, welche Rolle die selbstkonstruierte Würde, d. h. dass die Studierenden ihren Wert nur aus sich selbst beziehen, für das Gefühl der Zugehörigkeit zur Universität hat [73]. Es konnte gezeigt werden, dass, wenn diese Würde nicht mit der Norm der Universität für Unabhängigkeit zusammenpasst, es das Zugehörigkeitsgefühl zur Universität untergräbt und somit auch das Wohlbefinden und die Motivation. Es kann sogar zu einer höheren Drop-out Rate führen. Was bedeutet das jetzt konkret, wirst du dich fragen? Zunächst einmal, dass es wichtig ist, dass du nach einem Studienfach suchst, welches mit deiner Würde – hier verstanden mit dem Gefühl, dass du deinen Wert nur aus dir selbst beziehst – zusammenpasst. Konkret bedeutet dies, dass deine Würde in der Umgebung nicht untergraben werden darf. Stell dir vor, du hast dich für ein Studienfach aus pragmatischen Gründen entschieden, z. B. weil man damit später einmal vielleicht viel Geld verdienen kann. Aber dir liegt das Studium gar nicht, es interessiert dich nicht wirklich und du bist auch gar nicht richtig gut. Fällt es dir noch leicht, dann deinen Wert aus dir selbst zu beziehen? Oder kratzt es irgendwie an deiner Würde? Vielleicht ist es Zeit, über einen Wechsel nachzudenken?

Der Menschheit Würde ist in eure Hand gegeben. Bewahrt sie! Sie sinkt mit euch, mit euch wird sie sich heben.
(Friedrich Schiller)

> ### Reflexion/Übung/Praxis-Tipp

- Was verstehst du unter Würde?
- Vielleicht kennst du den Spruch: „Das ist unter meiner Würde" – Was verstehst du konkret darunter?
- Ist deine Würde in den Seminaren und Vorlesungen gewahrt? Vielleicht kann etwas verbessert werden?
- Wie sieht das ganz konkret aus, wenn du dir selbst mit Würde begegnest?

Literaturtipp

Steinbrecher, M. (2019). *Der Kampf um die Würde: Was wir vom wahren Leben lernen können.* Herder.

X

X kann für vieles stehen. Vielleicht fällt dir als erstes ein, dass x in der Mathematik eine Variable für das Unbekannte ist. Dieses Unbekannte findet sich auch in manchen Wörtern wieder – wenn geheimnisvolle oder unbekannte Dinge bezeichnet werden. Aufgegriffen wird das z. B. in der Sendung Terra X, in welcher ungewöhnliche Naturphänomene erklärt werden, oder in der US-Serie X-Faktor, die unfassbare Phänomene präsentiert. X – ein Symbol für das Unbekannte und vielleicht Fremde. Das Unbekannte wird oftmals als aversiv betrachtet und kann Ängste auslösen. Manchmal wird die Angst vor dem Unbekannten als die grundlegende Angst bezeichnet, aus der sich alle anderen Ängste entwickeln [74]. Löst bei dir Unbekanntes auch Ängste aus? Z. B. die Wahl einer neuen Stadt für das Studium oder das erste Zusammentreffen mit neuen Mitstudierenden? Letztendlich können wir das Unbekannte aber nicht aus unserem Leben heraushalten. Der Begriff VUCA-Welt beschreibt sehr schön, dass wir in einer Welt leben, die unbeständig (V = Volatility), unsicher (U = Uncertainty), komplex (C = Complexity) und mehrdeutig ist (A = Ambiguity). In unserem Leben wird es immer etwas Unbekanntes geben, nicht nur beim Ausbruch einer Pandemie. Es stellt sich die Frage, wie wir damit umgehen. Das Leben ist nicht planbar, es konfrontiert uns immer mit dem Neuen, mit etwas, das uns vielleicht zum ersten Mal begegnet. Und je nach Persönlichkeitsstruktur gelingt es manchen Menschen mehr oder weniger gut, mit diesen Veränderungen umzugehen: Personen, die hohe Werte in der Persönlichkeitsdimension der Offenheit zeigen, sind gegenüber neuen Erfahrungen aufgeschlossener.

Auch im Studium wirst du mit Neuem, mit Unbekanntem konfrontiert, sowohl in der persönlichen Situation als auch in den Inhalten des Studiums. Kann es für deinen akademischen Erfolg eine Rolle spielen, ob du ein Mensch bist, der Unbekanntem gegenüber aufgeschlossen ist oder jemand, der Veränderung

P. Jansen, *Das neue ABC des Studiums*, essentials, https://doi.org/10.1007/978-3-658-34942-4_24

meidet? Tatsächlich hat sich gezeigt, dass diesbezügliche Persönlichkeitseigenschaften mit dem akademischen Erfolg in Zusammenhang stehen: Es besteht ein positiver Zusammenhang zwischen der Offenheit für Neues und der akademischen Leistung. Dieser wird aber auch dadurch beeinflusst, wie die Studierenden die Information verarbeiten. Die Verbesserung der Leistung im Studium ist bei den offenen und neugierigen Studierenden zum Teil dadurch bedingt, dass sie das neu Gelernte in bedeutsame Kategorien einteilen können [75]. Die Offenheit gegenüber Neuem ist eine Eigenschaft, die zu Beginn des Erwachsenenalters relativ stabil bleibt, dann aber im mittleren und späteren Erwachsenenalter eher abnimmt. Dabei hat sich auch gezeigt, dass kulturelle Aktivitäten Offenheit fördern können – ein Ergebnis, welches unabhängig von Alter, Bildungsstand und Haushaltseinkommen war [76]. Vielleicht ist das ein Anreiz für den nächsten Museumsbesuch oder den Besuch eines Konzertes?

Nur das Unbekannte ängstigt den Menschen. Sobald man ihm die Stirn bietet, ist es schon kein Unbekanntes mehr.
(Antoine de Saint-Exupéry)

➤ Reflexion/Übung/Praxis-Tipp

- Wie schätzt du dich ein? – Erlebst du gerne Veränderung oder bleibst du lieber bei dem, was du hast?
- Wie ist es im Studium? – Was macht dich wirklich neugierig, wo willst du nicht beim „Alten" stehen bleiben?
- Vielleicht gibt es Bücher, die dich in eine andere Welt entführen?
- Schreib doch einmal auf, was dir ganz persönlich hilft, in einer VUCA-Welt zu leben.

Literaturtipp

Lorenz, E. (2021). *Weltwach: Mit offenen Augen ins Abenteuer.* Malik.

Yin-Yang

Yin und Yang sind Grundlagen der chinesischen Philosophie und auch der Traditionellen Chinesischen Medizin (TCM). Es ist die Erkenntnis, dass alle Dinge zwei Seiten haben: männlich – weiblich, Himmel – Erde, Ruhe – Bewegung. Als Beispiel sei hier der Pol der Ruhe und Bewegung gewählt. Beides hat einen Platz: Sowohl die Bewegung, verstanden als eine beliebige physische Aktivität, als auch die Meditation, als eine Aktivität der Ruhe, können zum Wohlbefinden beitragen. So hat sich gezeigt, dass es einen geringen Effekt durch lang andauernde körperliche Aktivität auf unterschiedliche kognitive Fähigkeiten gibt, und dass der Effekt umso größer war, wenn es sich um koordinative körperliche Aktivität handelt und die Länge und Häufigkeit der körperlichen Aktivität höher war [77]. Zudem gibt es jedoch einen geringen Effekt für die Wirksamkeit von Meditationen auf die Kognition [78]. Und – Bewegung und Ruhe haben nicht nur einen Effekt auf die Kognition, sondern auch auf das emotionale Wohlbefinden. Du siehst: Beide Pole, also Ruhe und Bewegung, wirken – es bleibt dir überlassen, wann du was genießt.

Welcher Pol ist nun für dein Studium gut? Es ist bekannt, dass gerade Studierende Angstsymptome entwickeln können, da die neue Situation des Studiums belastend sein kann. Hier kann tatsächlich das Meditieren einen heilsamen Effekt haben, um diese Ängste zu reduzieren. Dabei war in einer Studie der Effekt größer, wenn es häufigere Einheiten gab. Ebenso zeigte sich, dass der Effekt bei jüngeren Studierenden größer als bei älteren war [79]. Inwieweit Meditation die akademische Leistung verbessern kann, ist nicht geklärt. Manche Studien sehen einen kurzfristigen Effekt. Eine Studie aus Irland hat den Zusammenhang zwischen der körperlichen Aktivität und der selbst empfundenen körperlichen und psychischen Gesundheit bei Studierenden erfragt. Die Ergebnisse zeigen, dass sich die Studierenden, die körperlich aktiv sind, auch gesünder fühlen und

P. Jansen, *Das neue ABC des Studiums*, essentials, https://doi.org/10.1007/978-3-658-34942-4_25

glücklicher sind [80]. Also – ein klares Zeichen für mehr Bewegung im Stu-
dierendenalltag. Aber – viele Wege führen nach Rom! Dies erkennt man schon
leicht daran, dass sowohl Sport als auch Meditation den Studienalltag erleichtern
können. Aber natürlich gibt es noch viele andere Wege, wie z. B. das Musizieren
oder vielleicht auch das Aufgehen beim Lösen einer komplizierten Mathematik-
Aufgabe. Da gilt es im Studium deinen eigenen Weg zu finden. Und hier gilt:
Kein Weg ist besser als der andere.

*Yin und Yang, männlich und weiblich, hart und weich, Himmel und Erde, Licht und
Dunkel, Donner und Blitz, kalt und warm, gut und schlecht. Das ist die Wechselwirkung
der gegensätzlichen Prinzipien, die das Universum formen.*
(Konfuzius)

▶ **Reflexion/Übung/Praxis-Tipp**

- Welche Pole gibt es in deinem Leben?
- Wie ist es im Studium? – Vielleicht ist Bewegung eine gute Option,
  damit sich dein Wohlbefinden steigern kann!
- Probiere doch einmal aus, ob eine Meditation dir helfen kann, Ruhe
  zu finden und Ängste abzubauen. Es gibt ein großes Angebot,
  vielleicht ist etwas für dich dabei?

Literaturtipp

Jansen, P., & Hoja, S. (2020). *Glücklich durch Sport? Eine wissenschaftliche Betrachtungs-
weise*. Hogrefe.

Zeitmanagement

Zeit – oft machen wir uns keine Gedanken über sie, gerade als junger Mensch. Auch, wenn wir immer darüber staunen, dass schon wieder ein Semester vorbei ist. Hat es nicht eben erst angefangen? Und je älter wir werden, umso schneller scheint die Zeit zu vergehen. Wie kann es sein, wenn die Zeit doch eine physikalische Größe ist? Viele Philosophen beschäftigten sich mit der Zeit. So sieht Seneca, dass wir nicht zu wenig Zeit besitzen, sondern, dass wir sie vergeuden. Kant sieht, dass die Zeit *a priori* gegeben ist und in ihr allein die Wirklichkeit der Erscheinungen möglich ist [81]. Wir wissen aber auch, dass die objektive Zeit nicht der subjektiven entspricht. Dabei wird das Erleben der Zeit – also die subjektive Zeit – durch eine Anzahl verschiedener Faktoren beeinflusst. Das können emotionale Faktoren wie Ängste oder Aufgaben sein, auf welche man die Aufmerksamkeit richtet. So konnte z. B. gezeigt werden, dass die Empfindung von Schmerz dazu führt, dass uns die Zeit länger vorkommt [82]. Die Zeit ist begrenzt, und so stellt sich für uns alle die Frage: Wie gehen wir mit dieser Ressource um? Was ist uns wichtig? Für was „verschwenden" wir unsere Zeit?

Im Studium spielt das Zeitmanagement eine große Rolle. Es hat sich gezeigt, dass ein gutes Zeitmanagement einen mildernden Effekt auf den Stress hat und zu einer guten Leistung beiträgt. Viele Studierende empfinden es aber als schwierig, sich die Zeit in ihrem Studium und in ihrem außeruniversitären Leben einzuteilen, was oft zu einem Zeit-Missmanagement führt, aber auch zu schlechten Schlafgewohnheiten und zu einem höheren Stresslevel. Gerade die Schlafgewohnheiten werden im Studium oft unterschätzt, und es wird vergessen, wie wichtig regelmäßiger Schlaf auch für die Leistung ist. Das Zeitmanagement ist natürlich nicht bei allen Personen und in allen Studienfächern gleich: In Studienfächern, in welchen Veranstaltungen zeitlich frei wählbar sind, fällt es vielleicht schwieriger, die eigene Zeit einzuteilen. Die Ergebnisse einer Studie weisen darauf hin, dass sich

P. Jansen, *Das neue ABC des Studiums*, essentials, https://doi.org/10.1007/978-3-658-34942-4_26

das Zeitmanagement bei Studienanfängern der Ingenieurwissenschaft nicht aufgrund des Alters, des Geschlechts, der Eingangsqualifikation und der Zeit, die in diesem Studienfach verbracht wurde, unterscheidet. Insbesondere der Faktor der wahrgenommenen Kontrolle über die eigene Zeit stand in einem Zusammenhang zur akademischen Leistung [83]. Es gibt viele Tipps für ein effektives Zeitmanagement im Studium. Hier sind einmal fünf, vielleicht sind manche Tipps für dich hilfreich: a) Mache dir einen Zeitplan, b) lerne, nein zu sagen, c) mache das Wichtigste zuerst, d) erlaube dir Zeit, um zu entspannen und e) setze dir für das Ausführen einer bestimmten Aufgabe einen Zeitrahmen [84]. In vielen anderen Ratgebern wird auch noch das Setzen von kleinen und auch globalen Zielen erwähnt.

All das macht deutlich, dass Zeitmanagement auch mit der Frage zu tun hat „Was ist dir wichtig?" – Wofür willst du deine Zeit, die du hast, verwenden? Wie wichtig ist dir der schnelle Abschluss deines Studiums? Wie wichtig sind dir gute Noten? Oder: Wie wichtig ist es auch, die Zeit des Studiums zu genießen?

Dieser Studienführer der anderen Art schließt demnach mit den essentiellen Fragen: Was ist dir wichtig? Was willst du? Was sind DEINE Werte, unabhängig von der Meinung anderer Menschen.

Die Zeit entdecken, heißt die Vergänglichkeit empfinden.
(Eugene Inonesco)

> ### Reflexion/Übung/Praxis-Tipp

- Was sind deine Ziele im Studium?
- Mache dir doch einmal einen Zeitplan für die nächste Woche! Schau, ob es dir hilft, Struktur in den Studienalltag zu bekommen.
- Manchmal hilft eine kleine Übung: Versuche beim nächsten Referat, genau die Zeit einzuhalten! Kannst du dich auf das Wesentliche fokussieren?

Literaturtipp

Seiwert, L. (2018). *Wenn du es eilig hast, gehe langsam: Wenn du es noch eiliger hast, mache einen Umweg.* Campus.

Was Sie aus diesem *essential* mitnehmen können

- Der Erfolg im Studium hängt nicht nur vom Lernpensum ab.
- Das Studium bietet eine Zeit der eigenen Entwicklung.
- Gelebte Werte sind sowohl für die persönliche als auch für die gesellschaftliche Entwicklung wichtig.
- Leistung und Werte schließen sich nicht aus – im Gegenteil!

© Der/die Herausgeber bzw. der/die Autor(en), exklusiv lizenziert durch Springer Fachmedien Wiesbaden GmbH, ein Teil von Springer Nature 2022
P. Jansen, *Das neue ABC des Studiums*, essentials,
https://doi.org/10.1007/978-3-658-34942-4

Referenzen

1. Kabat-Zinn, J. (2006). *Gesund durch Meditation. Das große Buch der Selbstheilung.* Fischer.
2. Dahl, C. J., Lutz, A., & Davidson, R. J. (2015). Reconstructing and deconstructing the self: Cognitive mechanisms in meditation practice. *Trends in Cognitive Sciences, 19,* 515–523.
3. Lin, J. W., & Mai, J. L. (2018). Impact of mindfulness meditation intervention on academic performance. *Innovations in Education and Teaching International, 55,* 366–375.
4. Mahler, D., Großschedl, J., & Harms, U. (2018). Does motivation matter? The relationship between teachers' self-efficacy and enthusiasm and students' performance. *Plos One, 13,* e0207252.
5. Fredrickson, B. L. (2001). The role of positive emotions in positive psychology: The broaden-and-build theory of positive emotions. *American Psychologist, 56,* 218–226.
6. Csikszentmihalyi, M. (1995). *Flow. Das Geheimnis des Glücks* (4. Aufl.). Klett-Cotta.
7. Aristotle. (1987). *The Nicomachean ethics* (J. E. C. Welldon, Trans). Prometheus Books.
8. Martin, A. J. (2011). Courage in the classroom: Exploring a new framework predicting academic performance and engagement. *School Psychology Quarterly, 26,* 145–160.
9. Fox, G. R., Kaplan, J., Damasio, H., & Damasio, A. (2015). Neural correlates of gratitude. *Frontiers in Psychology, 6,* 1491.
10. Emmons, R. A., & McCullough, M. E. (2003). Counting blessings versus burdens: An experimental investigation of gratitude and subjective well-being in daily life. *Journal of Personality and Social Psychology, 84,* 377–389.
11. King, R. B., & Datu, J. A. D. (2018). Grateful students are motivated, engaged, and successful in school: Cross-sectional, longitudinal, and experimental evidence. *Journal of School Psychology, 70,* 105–122.
12. Singer, T., & Klimecki, O. (2014). Empathy and compassion. *Current Biology, 22,* R875–R878.
13. Yan, Z., Hong, S., Liu, F., & Su, Y. (2020). A meta-analysis of the relationship between empathy and executive function. *PsyChJournal, 9,* 34–43.
14. https://www.harvardbusinessmanager.de/fotostrecke/kommunikation-eine-moderne-feh lerkultur-fotostrecke-84999.html (abgerufen am 7. Sept. 2021).

15. Eskreis-Winkler, L., & Fishbach, A. (2019). Not learning from failure – The greatest failure of all. *Psychological Science, 30,* 1733–1744.
16. https://www.duden.de/suchen/dudenonline/%5BGleichmut (abgerufen am 7. Apr. 2021).
17. Farb, N. A. S., Anderson, A. K., & Segal, Z. V. (2012). The mindful brain and emotion regulation in mood disorders. *The Canadian Journal of Psychiatry, 57,* 70–77.
18. Desbordes, G., Gard, T., Hoge, E. A., Hölzel, B.K., Kerr, C., Lazar, s. W., Olendzki, A. & Vago, D. R. (2015). Moving beyond mindfulness: Defining equanimity as an outcome measure in mediation and contemplative research. *Mindfulness, 6,* 356–372.
19. Day, L., Hanson, K., Maltby, J., Proctor, C., & Wood, A. (2010). Hope uniquely predicts objective academic achievement above intelligence, personality, and previous academic achievement. *Journal of Research in Personality, 44,* 550–553.
20. Gallagher, M. W., Marques, S. C., & Lopez, S. J. (2017). Hope and the academic trajectory of college students. *Journal of Happiness Studies, 18,* 341–352.
21. Gigerenzer, G. (2008). *Bauchentscheidungen: Die Intelligenz des Unbewussten und die Macht der Intuition.* Goldmann.
22. Kahneman, D. (2016). *Schnelles Denken, langsames Denken.* Penguin.
23. Brand, R., & Ekkekakis, P. (2018). Affective-reflective theory of physical inactivity and exercise. Foundations and preliminary evidence. *German Journal of Exercise and Sport Research, 48,* 48–58.
24. Wilson, T., & Schooler, J. (1991). Thinking too much: Introspection can reduce the quality of preferences and decisions. *Journal of Personality and Social Psychology, 60,* 181–192.
25. Jansen, P., Titze, C., & Heil, M. (2009). The influence of juggling on mental rotation performance. *International Journal of Sport Psychology, 40,* 351–359.
26. Srna, S., Schrift, R. Y., & Zauberman, G. (2018). The illusion of multitasking and its positive effect on performance. *Psychological Science, 29,* 1942–1955.
27. Uzun, A. M., & Kills, S. (2019). Does persistent involvement in media and technology lead to lower academic performance? Evaluating media and technology use in relation to multitasking, self-regulation and academic performance. *Computers in Human Behavior, 90,* 196–203.
28. De Manzano, Ö., & Ullén, F. (2018). Genetic and environmental influences on the phenotypic associations between intelligence, personality, and creative achievement in the arts and sciences. *Intelligence, 69,* 123–133.
29. Feist, G. J. (1998). A meta-analysis of personality in scientific and artistic creativity. *Personality and Social Psychology Review, 2,* 290–309.
30. Gajda, A., Karwowski, M., & Beghetto, R. (2017). Creativity and academic achievement: A meta-analysis. *Journal of Educational Psychology, 109,* 269–299.
31. Fromm, E. (1988). *Die Kunst des Liebens.* Ullstein.
32. Jackson, P., & Delehanty, H. (2014). *Eleven rings: The soul of success.* Penguin Books.
33. Ricard, M. (2015). *Altruism.* Little Brown.
34. Dutton, J. E., Workman, K. M., & Hardin, A. E. (2014). Compassion at work. *The Annual Review of Organizational Psychology and Organizational Behavior, 1,* 277–304.
35. Miralles-Armenteros, S., Chica-Gómez. R., Rodrígues-Sánchez, A., & Barghouti, Z. (2021). Mindfulness and academic performance: The role of compassion and engagement. *Innovations in education and teaching international.*

36. https://www.greenofficemovement.org/sustainable-university/. abgerufen am 07. Sept. 2021.
37. Bamberg, S. (2013). Changing environmentally harmful behaviors: A stage model of self-regulated behavioral change. *Journal of Environmental Psychology, 34,* 151–159.
38. Richter, N., & Hunecke, M. (2020). Facets of mindfulness in stages of behavior change toward organic food consumption. *Mindfulness, 11,* 1354–1369.
39. Segerstrom, S. C., Carver, C. S., & Schreier, M. F. (2017). Optimism. In M. D. Robinson & M. Eid (Hrsg.), *The happy mind: Cognitive contributions to well-being* (S. 195–212). Springer.
40. Icekson, T., Kaplan, O., & Slobodin, I. (2020). Does optimism predict academic performance? Exploring the moderating roles of conscientiousness and gender. *Studies in Higher Education, 45,* 635–647.
41. Seligman, M. (2001). Pessimisten küsst man nicht: Optimismus kann man lernen. Droemer- Knaur.
42. Klein, N. (2017). Prosocial behavior increases perceptions of meaning in life. *The Journal of Positive Psychology, 12,* 354–361.
43. Guo, Q., Sun, P., Cai, M., Zhang, Y., & Song, K. (2019). Why are smarter individuals more prosocial? A study on the mediating roles of empathy and moral identity. *Intelligence, 75,* 1–8.
44. Lewis, G. J., & Bates, T. (2011). A common heritable factor influences prosocial obligations across multiple domains. *Biology Letters, 7,* 567–570.
45. Ma, L. K., Tunney, R. J., & Ferguson, E. (2017). Does gratitude enhance prosociality? A meta-analytic review. *Psychological Bulletin, 143,* 601–635.
46. Gerbino, M., Zuffiano, A., Eisenberg, N., Castellani, V., & Luengo Kanacri, B. P. (2018). Adolescents' prosocial behavior predicts good grade beyond intelligence and personality traits. *Journal of Personality, 86,* 247–260.
47. Van Rooji, E. C. M., Jansen, E. P. W. A., & van de Grift, W. J. C. M. (2017). First-year university students' academic success: The importance of academic adjustment. *European Journal of Psychological Education, 33,* 749–767.
48. Watzlawick, P. (1997). *Wie wirklich ist die Wirklichkeit?* Piper.
49. Greifeneder, R., Jaffé, M. E., Newman, E., & Schwarz, N. (2020). What is new and true about fake news? In R. Greifeneder, M. E. Jaffé, E. Newman, & N. Schwarz (Eds.), *The psychology of fake news: Accepting, sharing and correcting misinformation.* Routledge.
50. Holdsworth, S., Turner, M., & Scott-Young, C. (2018). Not drowning, waving. Resilience and university: A student perspective. *Studies in Higher Education, 43,* 1837–1853.
51. Brewer, M. L., van Kessel, G., Sanderson, B., Naumann, F., Lane, M., Reubenson, A., & Carter, A. (2019). Resilience in higher education students: A scoping review. *Higher Education Research & Development, 38,* 1105–1120.
52. Hartley, M. T. (2011). Examining the relationships between resilience, mental health, and academic persistence in undergraduate college students. *Journal of American College Health, 59,* 596–604.
53. Denkova, E., Zanesco, A. P., Rogers, S. L., & Jha, A. P. (2020). Is resilience trainable? An initial study comparing mindfulness and relaxation training in firefighters. *Psychiatric Research, 285,* 1–8.

54. Nestler, E. J., & Waxmann, S. G. (2020). Resilience to stress and resilience to pain: Lessons from Molecular Neurobiology and Genetics. *Trends in Molecular Medicine, 26,* 924–935.
55. Neff, K. (2012). *Selbstmitgefühl.* Kailash.
56. Wörfel, F., Gusy, B., & Lohmann, K. (2015). Schützt Selbstmitgefühl Studierende vor Burnout? *Prävention und Gesundheitsförderung, 10,* 49–54.
57. Martin, R. D., Kennett, D. J., & Hopewell, N. M. (2019). Examining the importance of academic-specific self-compassion in the academic self-control model. *The Journal of Social Psychology, 159,* 676–691.
58. Miyagawa, Y., Nilya, Y., & Taniguchi, J. (2020). When life gives you lemons, make lemonade: Self-compassion increases adaptive beliefs about failure. *Journal of Happiness Studies, 21,* 2501–2068.
59. Köhler, E. (2016). Toleranz. In S. Frey (Hrsg.). *Psychologie der Werte.* Springer.
60. Xu, W., Oei, T. P. S., Liu, X., Wang, X., & Ding, C. (2016). The moderating and mediating roles of self-acceptance and tolerance to others in the relationship between mindfulness and subjective well-being. *Journal of Health Psychology, 21,* 1446–1456.
61. https://www.insightintodiversity.com/wp-content/uploads/2020/11/2020-2021-INS IGHT-Into-Diversity-HEED-Award-Data-Report-Sample.pdf. (abgerufen am 07. Sept. 2021).
62. Crisp, R. J., & Turner, R. N. (2011). Cognitive adaptation to the experience of social and cultural diversity. *Psychological Bulletin, 137,* 242–266.
63. Magnusson, J., & Zackariasson, M. (2019). Student independence in undergraduate projects: Different understandings in different academic contexts. *Journal of Further and Higher Education, 4,* 1404–1419.
64. Reeve, J., & Jang, H. (2006). What teachers say and do to support students' autonomy during a learning activity. *Journal of Educational Psychology, 98,* 209–218.
65. https://www.psy.lmu.de/gp/people/leitung/maier/christentum.pdf (abgerufen am 07. Sept. 2021).
66. Walzak, M. (2016). Vergeben. In S. Frey (Hrsg.). *Psychologie der Werte* (S. 247–254). Springer.
67. McCullough, M. E. (2001). Forgiveness: Who does it and how do they do it? *Current Direction in Psychological Science, 10,* 194–197.
68. Toussaint, L., Shields, G. S., Dorn, G., & Slavich, G. M. (2016). Effects of lifetime stress exposure on mental and physical health in young adulthood: How stress degrades and forgiveness protects health. *Journal of Health Psychology, 21,* 1004–1014.
69. Toussaint, L., Wothington, E. L., Cheadle, A., Marigoudar, S., Kamble, S., & Büssing, A. (2020). Efficacy of the REACH forgiveness intervention in Indian college students. *Frontiers in Psychology, 11,* 671.
70. Klie, T. (2005). Würdekonzept für Menschen mit Behinderung und Pflegebedarf, Balancen zwischen Autonomie und Sorgekultur. *Zeitschrift für Gerontologie und Geriatrie, 38,* 268–272.
71. Bieri, P. (2013). *Eine Art zu leben. Über die Vielfalt menschlicher Würde.* Hanser.
72. Davis, C., King, O. A., Clemans, A., Coles, J., Crampton, P. E. S., et al. (2020). Student dignity during work-integrated learning: a qualitative study exploring student and supervisors' perspectives. *Advances in Health Sciences Education, 25,* 149–172.

73. Menkor, M., Nagengast, B., Van Laar, C., & Sassenberg, K. (2021). The fit between dignity self-construal and independent university norms: Effects on university belonging, well-being, and academic success. *European Journal of Social Psychology, 51*, 100–112.

74. Carleton, R. N. (2016). Into the Unknown: A review and synthesis of contemporary models involving uncertainty. *Journal of Anxiety Disorders, 39*, 30–43.

75. Komarraju, M., Karau, S. J., Schmeck, R., & Adic, A. (2011). The big five personality traits, learning styles, and academic achievement. *Personality and Individual Differences, 51*, 472–477.

76. Schwaba, T., Luhmann, M., Denissen, J., Chung, J. M., & Bleidorn, W. (2018). Openness to experience and culture-openness transaction across the lifespan. *Journal of Personality and Social Psychology, 115*, 118–136.

77. Ludyga, S., Gerber, M., Pühse, U., Looser, V. N., & Kamijo, K. (2020). Systematic review and meta-analysis investigating moderators of long-term effects of exercise on cognition in healthy individuals. *Nature Human Behavior, 4*, 603–612.

78. Gill, L.-N., Renault, R., Campbell, E., Rainville, P., & Khoury, B. (2020). Mindfulness induction and cognition: A systematic review and meta-analysis. *Consciousness and Cognition, 84*, 102991.

79. Bamber, M. D., & Morpeth, E. (2019). Effects of mindfulness meditation on college student anxiety: A meta-analysis. *Mindfulness, 10*, 203–214.

80. Murphy, M. H., Carlin, A., Woods, C., Nevill, A., MacDonncha, C., et al. (2018). Active students are healthier and happier than their inactive peers: The results of a large representative cross-sectional study of university students in Ireland. *Journal of Physical Activity and Health, 15*, 737–746.

81. Immanuel Kant. (1781). Kritik der reinen Vernunft, der transzendentalen Ästhetik Zweiter Abschnitt, Von der Zeit.

82. Rey, A. E., Michaek, G. A., Dondas, C., Thar, M., Garcia-Larrea, L., & Mazza, S. (2017). Pain dilates time perception. *Scientific Reports, 7*, 15682.

83. Adams, R. V., & Blair, E. (2019). Impact of time management behaviors on undergraduate engineering students' performance. *Sage Open, 9*, 1–11.

84. https://uwaterloo.ca/beyond-ideas/stories/tips-advice/5-time-management-tips-busy-stu dents. (abgerufen am 07. Sept. 2021).

Printed in the United States
by Baker & Taylor Publisher Services